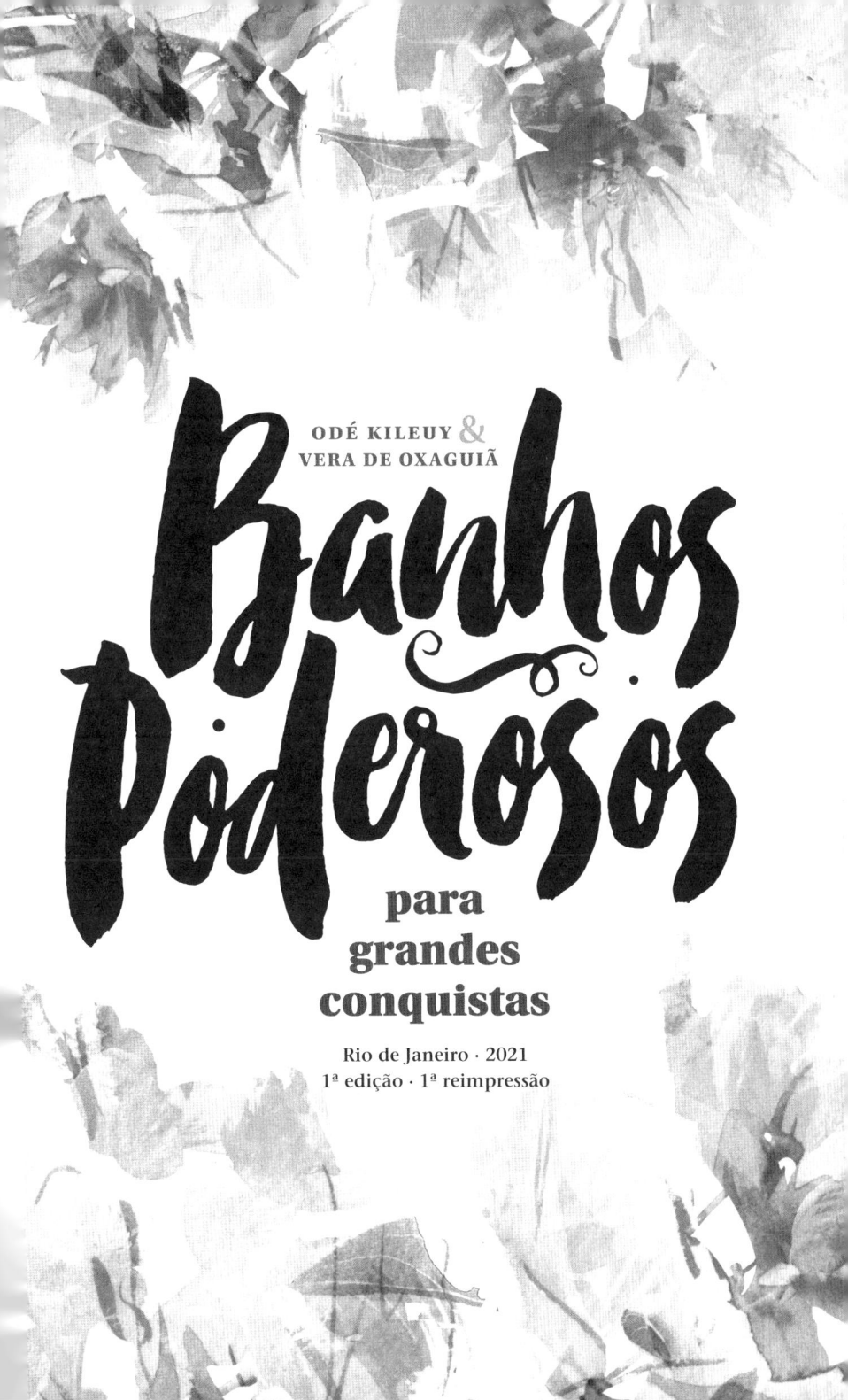

ODÉ KILEUY & VERA DE OXAGUIÃ

Banhos Poderosos
para grandes conquistas

Rio de Janeiro · 2021
1ª edição · 1ª reimpressão

Copyright © 2017
Odé Kileuy & Vera de Oxaguiã

Editoras
Cristina Fernandes Warth
Mariana Warth

Preparação de originais
Eneida D. Gaspar

Revisão
Dayana Santos

Capa e diagramação
Aron Balmas

Este livro segue as novas regras do Acordo Ortográfico da Língua Portuguesa.
Todos os direitos reservados à Pallas Editora e Distribuidora Ltda. É vetada a reprodução por qualquer meio mecânico, eletrônico, xerográfico etc., sem a permissão por escrito da editora, de parte ou totalidade do material escrito.

CIP-BRASIL. CATALOGAÇÃO-NA-FONTE
SINDICATO NACIONAL DOS EDITORES DE LIVROS, RJ

K61b

Kileuy, Odé
Banhos Poderosos para grandes conquistas : saúde, dinheiro, amor, proteção e harmonia / Odé Kileuy, Vera Barros. - 1. ed. - Rio de Janeiro : Pallas, 2016.
208 p. : il. ; 21 cm.
ISBN 9788534705370

1. Cultos afro-brasileiros - Rituais. 2. Banhos - Aspectos religiosos - Cultos afrobrasileiros. I. Barros, Vera. II. Título.

16-33063
CDD: 299.65
CDU: 259.4

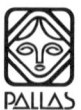

Pallas Editora e Distribuidora Ltda.
Rua Frederico de Albuquerque, 56 – Higienópolis
CEP 21050-840 – Rio de Janeiro – RJ
Tel./fax: 21 2270-0186
www.pallaseditora.com.br
pallas@pallaseditora.com.br

*A vida é uma dádiva que Deus oferece a seus filhos.
Portanto, devemos valorizar e conservar nosso corpo
sempre em perfeitas condições, para agradá-lo!*

*Este livro é dedicado aos guerreiros, às guerreiras,
aos amantes, aos apaixonados e, principalmente,
aos que têm a coragem de procurar ajuda quando precisam!*

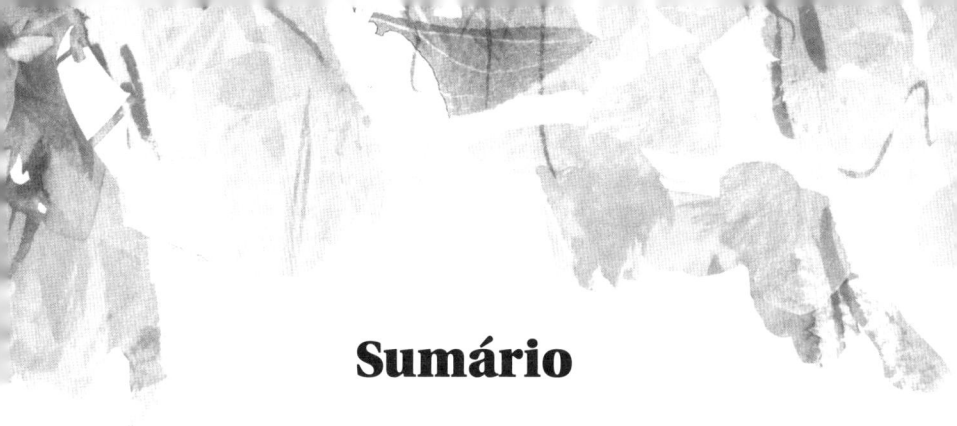

Sumário

9	**Primeira parte: Considerações gerais**
11	Uma boa pergunta: o que é a fé?
13	Por que os banhos são tão poderosos?
16	Instruções para conseguir sucesso nos seus banhos
18	A força das fases da Lua
18	O uso e o poder das cores das velas
20	Água, um poder natural
21	As essências
27	Folhas e ervas
30	O que significam as flores e como elas podem ajudar
33	Informações muito importantes para todos os banhos
37	**Segunda parte: Os banhos poderosos**
39	Banhos Poderosos para auxiliar na saúde
59	Banhos Poderosos para descarrego, para limpeza
77	Banhos Poderosos para abrir caminhos
91	Banhos Poderosos para o amor
125	Banhos Poderosos para o seu bem-estar
139	Banhos Poderosos para as mulheres
145	Banhos Poderosos para os homens
155	Banhos Poderosos para auxiliar as crianças
161	Banhos Poderosos para ajudar pessoas da "melhor idade"
165	Banhos de águas poderosas diversas
169	Banhos Poderosos de frutas
181	Banhos Poderosos para pessoas que trabalham na noite
193	Banhos especiais com tulipas

Primeira Parte

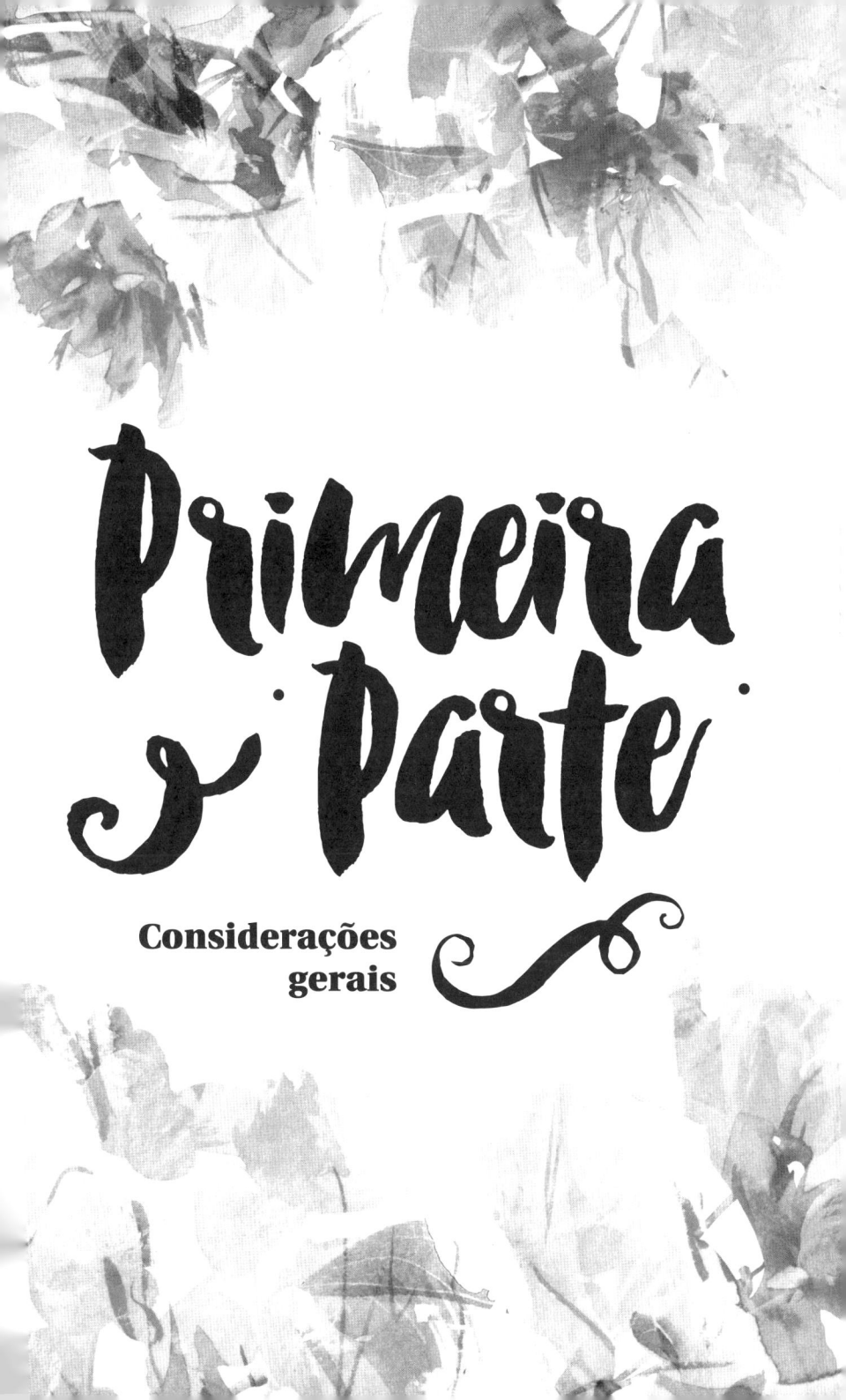

Considerações gerais

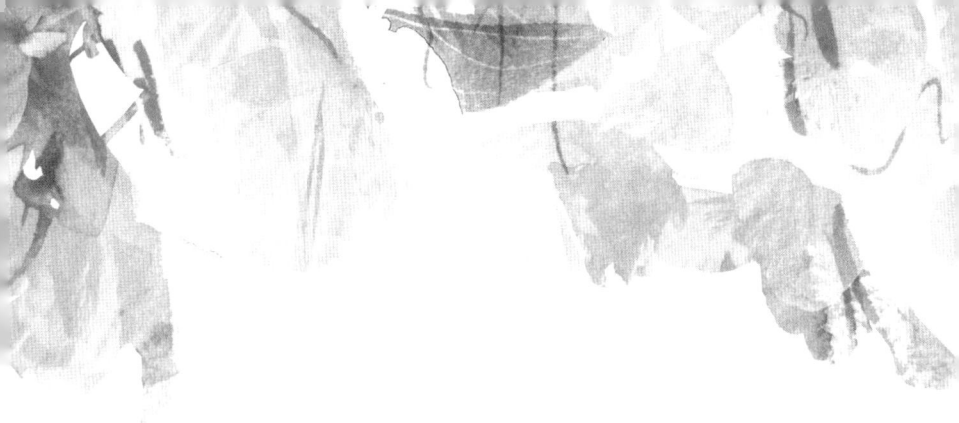

Uma boa pergunta: O que é a fé?

A FÉ é você acreditar que, onde quer que esteja, em qualquer situação, não está só, não está desemparado: existe um ser sagrado, especial, que lhe acompanha e lhe aconselha, muitas vezes de maneira subliminar.

    E a fé é um elemento personalizado, particularizado. Cada pessoa tem a sua fé, no coração e no pensamento positivo. Cada pessoa tem a sua forma de acreditar em uma Força poderosa que existe para ajudá-la.

    A fé produz uma paz em nosso interior, que passa para o exterior, e que se distribui naturalmente para o meio em que vivemos.

    A pessoa que tem fé não necessita, obrigatoriamente, seguir uma religião, obedecer suas regras ou seus dogmas, ou até mesmo ter um ícone religioso, uma imagem, para demonstrar ou propagar a sua fé. O simples fato de acreditar traz a força da fé.

    Um pensamento negativo muitas vezes ajuda a produzir um bloqueio. Nesse momento, uma orientação religiosa é preciosa. A fé flui, surge silenciosamente, e, assim, com certeza, pode ajudar a mudar a vida para melhor.

As pessoas que têm fé são geralmente felizes, tranquilas, sensatas, coerentes, crédulas que seus problemas, por mais difíceis que sejam, terão uma solução do seu agrado. Sabem que não há vitórias sem batalhas; traçam metas para chegar ao seu objetivo e, principalmente, pensam positivamente!

Em tudo confiam, mesmo nos momentos de grandes dificuldades e provações. Dificilmente caem em desespero. Nos momentos de depressão, procuram auxílio na oração e, às vezes, até mesmo no recolhimento espiritual.

Aqueles que têm fé conseguem alcançar com mais facilidade seus objetivos, porque a fé permite que a pessoa se sinta mais forte, mais amparada e mais confiante.

Sabe por quê? Porque a fé é a nossa "bengala", ela nos dá apoio. É ela que nos dá confiança em algo poderoso e divino que nos permite pensar que conseguiremos ultrapassar as barreiras, evoluir e conquistar o que desejamos.

Quando usamos a fé, em conjunto com a magia e com o encantamento, para fazermos as simpatias, o resultado, com certeza, será positivo!

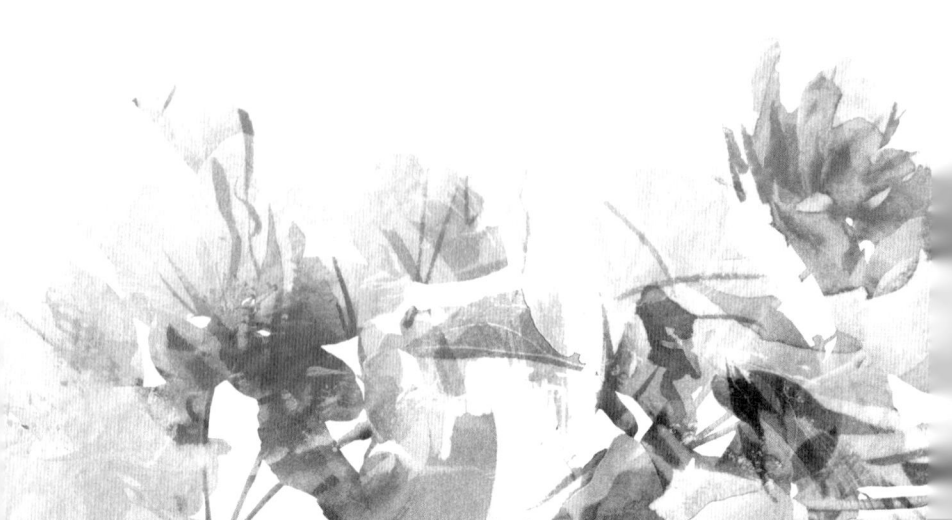

Por que os banhos são tão poderosos?

A mãe natureza nos deu uma infinidade de plantas poderosas, com valores medicinais e litúrgicos. Justamente por isso é que nossos ancestrais sempre procuraram aprimorar-se no conhecimento infinito das ervas, das folhas, dos frutos e das flores. E aprenderam a usufruir desta riqueza, pois o poder curativo das plantas é inquestionável, comprovado pelos estudos e pelas pesquisas científicas.

Porém, é necessário também que seu uso seja realizado por pessoas que as conheçam, pois assim como existem as plantas que ajudam, também existem aquelas que fazem mal à saúde. E o uso das ervas não deve ser feito de forma indiscriminada.

Os banhos existem desde as mais antigas civilizações, fossem para ser usados como revigorantes, fossem como relaxantes ou até mesmo hidratantes. Os gregos, os chineses, os egípcios e variados outros povos os utilizam há séculos, e persistem até os dias atuais. Nas culturas orientais, os banhos especiais são utilizados também como terapia de cura de doenças físicas ou mentais.

Com o passar dos séculos, os banhos foram evoluindo de acordo com as culturas e com as sociedades de cada região do mundo. Alguns elementos mudaram, novos ingredientes foram acrescentados, e as pessoas foram observando a grande utilidade e as boas consequências que os banhos trazem.

Os banhos com folhas e ervas, juntamente com seus perfumes, ajudam, produzem e trazem movimento e energia para o nosso dia a dia, para a nossa vida. Esses banhos agem eliminando as energias e os distúrbios negativos e, assim, ajudam no surgimento das energias positivas. São também muito utilizados pelas pessoas que sofrem de insônia, pois o banho é uma ajuda para induzir o sono. Agindo dessa forma, eles acalmam, incentivam e nos dão força para lutarmos e conseguirmos concretizar nossos objetivos e, consequentemente, nossos desejos.

Muito perfumados, esses banhos têm um grande poder por serem feitos com elementos que carregam em si a força da natureza, como as ervas, as flores, as raízes, as folhas, os frutos, as especiarias, as essências e outros itens que, unidos, produzem energias que auxiliam na harmonia e na paz dos que os utilizam.

Quando passamos por situações estranhas ou muito estressantes, o desequilíbrio nos domina e, invariavelmente, age sobre a nossa energia. Se não nos cuidamos, ele se apossa de nosso corpo físico, toma conta de nossa parte psicológica e também da parte espiritual. Essa situação, se não for tratada e controlada pela medicina e também com a ajuda das forças da natureza, permanecerá por muito tempo, conseguindo provocar doenças, depressões e solidão, dentre muitas outras perturbações negativas.

Algumas ervas servem para aliviar, e até mesmo para curar as mazelas de nosso corpo físico, mas ao mesmo tempo também são utilizadas para limpar o nosso corpo espiritual. Muitas delas são bem conhecidas popularmente, pois são muito usadas na culinária, em forma de chás ou de condimentos. O seu uso na forma de banhos nos revigora, proporciona mais conforto, nos limpa espiritualmente e, em consequência, produz relaxamento. Elas fazem com que a harmonia e a paz, em conjunto, devolvam as energias de que precisamos para viver bem o dia a dia. Além da limpeza física, os banhos especiais também fazem uma limpeza espiritual e provocam grandes melhoras no bem-estar geral do nosso corpo.

O caráter místico, o encantamento das folhas, somado à sua fé e a outros elementos, transformam o banho em um momento de purificação, de revitalização da energia física, ajudando a relaxar o corpo e a mente. É um momento em que o ser humano encontra-se com a sua essência, com o seu corpo, com a sua matéria. Os banhos poderosos são momentos mágicos, trazem um encantamento personificado; portanto, necessitam da sua fé e da sua crença.

Um conselho especial: faça da hora do seu banho de erva um momento especial, só seu. Concentre-se naquilo que deseja de melhor para você, para sua casa, para seus momentos diários.

Não é recomendado que os banhos sejam utilizados muito tempo após estarem prontos. Os que são fervidos, ou recomendados para ficar em infusão, devem ser tomados logo após a água esfriar (ou amornar, conforme seu gosto). Não deixe o banho passar de 24 horas quando já pronto, pois as folhas perdem a essência e o poder.

Alguns banhos de ervas devem ser tomados do pescoço para baixo, outros já podem ser usados na cabeça. Isso tem uma explicação: existem ervas específicas para cada tipo de situação e pode também ocorrer de alguma pessoa não se adaptar a determinada erva. Também devem ser observados horários e variados outros detalhes.

O mais importante de tudo é que se procure sempre usar ervas frescas, por serem consideradas "ervas vivas". Se você não tem como comprá-las ainda verdes, poderá usar ervas desidratadas ou secas. Embora já tenham passado por métodos que lhes tiraram o frescor, e muitas vezes o perfume, ainda conservam a força que a natureza lhes concedeu.

Ao optar por ervas fresquinhas, procure adquiri-las em erveiros de sua confiança, pois eles geralmente conhecem cada erva e também sabem como colhê-las. A colheita das folhas segue todo um ritual: Lua, horário, fenômenos meteorológicos. Os verdadeiros erveiros já conhecem todos esses fundamentos, pois eles precisam viver em perfeita comunhão e sintonia com a natureza, ou seja, com o meio ambiente.

Sabemos que na Europa, onde nossos livros são muito bem-aceitos, principalmente em países de língua latina, existem lojas que importam folhas e flores do Brasil para a confecção de banhos, defumadores, velas etc.

Quando se sentir de baixo astral, meio sem energia, depressivo(a), não cultive nem aceite esses sentimentos. Tome um BANHO DE ERVAS e se sentirá renovado(a), em harmonia com você mesmo(a) e com suas energias e, assim, conseguirá conquistar seus objetivos e realizar suas necessidades.

Basta acreditar e ter firmeza no que deseja!

Instruções para conseguir sucesso nos seus banhos

Os banhos descritos mais adiante servem para inúmeras situações, mas, para que você consiga sucesso ao usá-los, lembre-se de pequenos detalhes, descritos a seguir.

1) Antes de fazer seus banhos, o primeiro passo é que você tenha fé e acredite no que está fazendo, e no resultado que vai acontecer.

2) Procure estar com o seu coração aberto, puro, sem mágoas, sem ódios, em perfeita sintonia com os seus desejos, com os seus anseios, pois irá trabalhar com a ajuda de um Ser superior. E vai precisar também da ajuda das forças da natureza e, principalmente, da sua própria força, da sua própria energia.

3) Lembre-se de que o segredo dos encantamentos e a força da sua fé, em conjunto com a magia, é a sua persistência,

a sua firmeza ao buscar seus objetivos. É necessário entender que a magia é produto de uma grande energia existente na natureza. E que você pode usá-la a seu favor, da forma que desejar, para garantir a felicidade da sua vida pessoal, ou até mesmo para ajudar aos seus semelhantes.

4) Uma boa dica e recomendação: guarde segredo do que está fazendo. Não alardeie o que deseja, ou o modo como está fazendo para conseguir seus intentos. Assim, você estará evitando que influências negativas, pensamentos negativos, ajam em sua vida. Às vezes, um simples abraço ou um aperto de mão poderá fazer você captar uma energia negativa, que conseguirá contagiá-lo(a). O que você faz ou o que deseja para sua vida só interessa a você.

5) Após fazer os banhos para atração, para sedução, para conquistar um amor, saia. Arrume-se, perfume-se, abra o seu coração e prepare-se para encontrar o amor. Procure locais movimentados para ver e ser visto(a). Não se torne refém da melancolia, da depressão ou do baixo astral.

6) Não desista facilmente, pense positivo, pois nada se consegue da noite para o dia, e muito menos de um dia para o outro. Lembre-se: *você só vencerá se lutar*! E, muitas vezes, o que desejamos não é o melhor para nós! Espere, aguarde e, se necessário, procure em outras páginas deste livro, e ali, de repente, surgirá outro banho que poderá ajudá-lo(a) mais rapidamente em suas necessidades.

A força das fases da Lua

Desde a confecção até a realização dos banhos, é necessária a ajuda da Lua, que é uma forte aliada na realização das magias, dos encantamentos. Cada fase da Lua pode ser usada para variados casos.

Na **Lua Minguante** podem ser feitos os banhos de descarrego, de limpeza, para aliviar doenças, para afastar negatividades etc.

Na **Lua Crescente** devem ser feitos os banhos para positividade, aqueles para atração, para despertar a sensualidade, resolver problemas monetários, ajudar na conquista de um emprego etc.

Já no período da **Lua Nova**, que é considerado um "período neutro", o ideal são os banhos para limpeza de negatividade, para ajudar nos relacionamentos familiares ou amorosos etc.

E na **Lua Cheia** os banhos servem para fortalecimento físico ou espiritual, para a saúde, para o amor, para trazer positividade para sua vida, resolver questões de maior porte ou de maiores necessidades.

O uso e o poder das cores das velas

Se você crê na força das velas, acenda uma, antes, durante ou após o seu banho, mentalizando somente coisas boas e positivas. Escolha uma vela perfumada ou use mesmo uma vela comum, na cor de sua preferência. E cerque-se de cuidados no local onde vai colocar a vela acesa, para não provocar incêndio e trazer problemas.

A **vela amarela** representa uma cor quente e ajuda na alegria, no contentamento. Lembrando a cor dos raios solares, ela atrai somente coisas boas: saúde, dinheiro, amor, claridade, e age na criatividade, no intelecto.

A **vela azul** traz equilíbrio, serenidade e alegria para as pessoas e para os ambientes. Ajuda na saúde, pois transmite tranquilidade, e é excelente também para ajudar aqueles que procuram emprego.

A **vela branca** representa a paz, a pureza, a bondade, e produz bons pensamentos. Deve ser acesa para pedir tranquilidade e harmonia nos lares ou em ambientes que se encontram desestabilizados.

A **vela dourada** representa a prosperidade, o luxo, a fortuna, a beleza. É a cor do Sol que ilumina e aquece a Terra, e dá vida à natureza.

A **vela prata** representa a sorte, ativa a sua autoestima, traz claridade, energia, movimento, ação.

A **vela rosa** significa sensualidade, feminilidade, mas também age na amizade, no amor maternal, filial. Ela ajuda também a melhorar um relacionamento.

A **vela verde** representa o equilíbrio, a estabilidade, a esperança de ver atingidos os nossos ideais.

A **vela vermelha** é a representação do fogo do amor, da sensualidade, da alegria, do dinamismo, da fertilidade, da paixão. A cor vermelha ajuda na renovação da força física e espiritual, catalizando positividade. A vela vermelha é excelente para ser acesa também no dia 31 de dezembro, noite do *Réveillon*, pois ela ajuda a atrair novas paixões, novos amores.

Água, um poder natural

A água é o elemento da natureza que produz a maior proteção para o ser humano. Ela neutraliza, limpa e purifica o corpo físico e o corpo espiritual.

Um banho de chuva, de rio, de cachoeira, de água de poço, de mar, de lagoa, tira todas as impurezas astrais do nosso corpo.

Nossos pés, na junção da água com a terra ou com a areia do mar, transformam-se numa corrente poderosa de transmissão, que descarrega as forças negativas que nos prejudicam, ao mesmo tempo em que recarrega as nossas energias.

Um banho com sal grosso é outro excelente método para descarregar energias negativas, podendo também ser usado para a limpeza dos ambientes, seja em sua casa, seja em seu comércio. Seu poder é tão grande que o aconselhável é que não se tome mais do que três banhos por mês. O sal grosso faz uma limpeza que produz uma neutralidade muito grande, e pode acarretar uma estabilidade das energias positivas e negativas, deixando a força da pessoa neutra. E isto pode trazer consequências desagradáveis, pois a neutralidade não dá proteção ao nosso corpo.

Para quebrar essa neutralidade, no dia seguinte ao banho de sal grosso faça um banho, do pescoço para baixo, com folhas frescas de sua preferência, maceradas, para renovar suas energias e trazer vigor e alegria.

A água do coco verde também é excelente para banhos, servindo para trazer equilíbrio, ajudando você a conseguir maior harmonia consigo mesmo(a) e, a partir dessa condição, obter maior evolução no seu caminhar, na sua vida e no seu dia a dia.

Lembre-se sempre de que, após tomar um banho para cortar a negatividade, é necessário e excelente que, alguns dias depois, você tome um banho para atrair a positividade e restaurar o seu frescor vital.

As essências

A essência é o aroma, o perfume especial dos elementos poderosos encontrados nas raízes, nas folhas e nas cascas de certas árvores, nas ervas, nos vegetais, nas flores, nos frutos, e que traz também o vigor deles.

As flores silvestres são as preferidas para o preparo das essências florais. Para a confecção das essências, essas flores precisam ser colhidas nas primeiras horas da manhã, quando ainda estão orvalhadas, e para que o calor do Sol não aja na transformação do aroma.

Geralmente, as flores preferidas e mais potentes são as encontradas em locais mais afastados, sem contato com a poluição. Seu único contato é com as forças da natureza, que mantêm suas propriedades fortalecidas.

Quando usamos as essências, seu poder natural desperta o potencial que todo ser humano tem e que, muitas vezes, não sabe como usar. As essências também abrem e ajudam no processo da nossa evolução pessoal, agindo na parte espiritual, emocional, no campo vital, mental e, muitas vezes, melhorando a nossa conexão com o ambiente e com as pessoas que vivem ao nosso redor.

Procure sempre usar essências de boas marcas, com a certeza de levar para sua casa o prazer de usar verdadeiros perfumes da natureza.

Através dos banhos com essências, sentimos um bem-estar e um prazer em viver que nos ajudam a renovar e transformar as emoções, que nos permitem identificar caminhos positivos e esquecer os pensamentos pessimistas ou destrutivos. As essências são usadas por variados povos há séculos. Elas independem de se ter religião, pois sua função é conseguir conectar a pessoa com elementos exteriores e interiores.

Seja em forma de gotas, nos banhos, ou em forma de lindas velas perfumadas, as essências purificam, perfumam, aliviam os ambientes e as pessoas, clareiam a sua residência, o seu comércio. As velas são enfeites delicados, de variados formatos artísticos, que encantam e trazem felicidade às suas festas, às suas reuniões familiares ou empresariais.

Após um dia de trabalho cansativo, estressante, tome um banho com um bom sabonete e com bastante calma. Coloque em um recipiente dois ou três litros de água, acrescente três gotas de sua essência preferida e espalhe no seu corpo, do pescoço para baixo. Deixe por alguns minutos, depois seque-se suavemente e vista-se. Você irá sentir-se renovado(a), acalmado(a) e perfumado(a).

Para aliviar, cortar guerras, quebrar forças negativas de sua residência ou de seu comércio, após varrê-la bem, passe um pano molhado com duas ou três gotas de essência para limpeza (ver página seguinte) em todos os cômodos. Depois, jogue o pano no lixo e ponha o resto da água fora do portão.

Um lembrete importante: use sempre poucas gotas das essências e tenha muito cuidado no contato delas com os olhos. Não passe no rosto ou perto dos olhos. Após usá-las, lave bem as mãos. Se sentir qualquer reação estranha, retire o banho imediatamente. Cada pessoa tem um tipo de pele, que pode responder de variadas formas às essências. Mantenha longe do alcance das crianças, pois estas são curiosas e o perfume pode atraí-las.

Utilidades das essências

Absinto – amor, sexualidade, criatividade.
Acácia – ajuda a ter um sono calmo.
Afrodisíaco – amor, sensualidade, atração.
Alecrim – conhecida como a "erva da alegria", provoca e ativa a alegria das pessoas, dos lares. Traz purificação e limpeza para os ambientes, neutraliza as negatividades da vida e protege de depressões.
Alfazema – atração, fascínio, sedução, tranquilidade. Harmonia e equilíbrio para os ambientes. Ideal para quem curte ou trabalha nas noites.
Algas – combate tensão e ansiedade.
Algodão – tranquilidade, paz, harmonia, saúde.
Almíscar – ajuda no amor e no romance. Atrai boa sorte e ativa a sua intuição.
Âmbar – ajuda física e psíquica. Proporciona coragem e atrai prosperidade. Perfume afrodisíaco, atrai a paixão.
Angélica – ajuda a fazer uma conexão com a parte espiritual da pessoa, estimulando a fé. Fortalece a compreensão e a paciência. Usado à noite, proporciona um sono mais tranquilo.
Anis-estrelado – atrai a sorte e as energias positivas.
Arruda – corta feitiços, afasta olho-grande, inveja, corta as demandas, purifica os ambientes.
Baunilha – serve para defesa, pacifica e limpa o corpo astral. Combate as atitudes impulsivas e traz auxílio para as soluções. Alivia a depressão. É também um grande atrativo sexual.
Benjoim – aumenta o poder criativo, limpa e purifica os ambientes.
Bergamota – equilíbrio mental, relaxante, tranquilizante. Ajuda na prosperidade, no sucesso e nas conquistas.
Café – estimulante, dá disposição e conduz à determinação. Ativador da autoestima. Prosperidade financeira.

Camomila – ajuda a acalmar o sistema nervoso, o hiperativismo, alivia o estresse. Auxilia na conquista de bons ganhos.
Canela – atrai dinheiro, abre os caminhos, traz mudanças. Intuição para bons negócios, traz bons fluidos e boas vibrações espirituais. Amizade, união. Essência afrodisíaca, é muito usada em feitiços para o amor e também para a prosperidade.
Capim-limão – Estimulante, muito indicado para pessoas depressivas, desanimadas.
Chocolate – estimulante, energético, provoca alegria, felicidade, traz movimento financeiro.
Citronela – tranquilizante, repelente de insetos.
Coco – ajuda na evolução, na solução das dúvidas.
Cravo branco ou vermelho – elimina as energias negativas, atraindo a boa sorte financeira. Sucesso no amor, fortuna e caminhos abertos.
Cravo-da-índia – prosperidade, claridade. Excelente para quem trabalha ou se diverte na noite.
Crisântemo – atração.
Dama-da-noite – afrodisíaco, aumenta a sensualidade feminina. Ideal para quem trabalha na noite.
Erva-cidreira – acalma, relaxa, apazigua sua vida, sua residência ou seu ambiente de trabalho. Também atrai a felicidade e ajuda a encontrar o verdadeiro amor.
Erva-doce – neutraliza e afasta o mau-olhado, cortando as dificuldades e ajudando a trazer o equilíbrio. Atrai a harmonia e a paz espiritual. Alivia o estresse.
Eucalipto – limpa e purifica os ambientes. Traz defesa, afasta as forças negativas e abre os caminhos. Renova as energias.
Feng shui – para quem faz meditação. Harmoniza os ambientes e as pessoas, acalma.
Flor de laranjeira – boa sorte no amor, prosperidade financeira, ajuda nos assuntos emocionais e financeiros.

Gengibre – combate a fadiga, ativa, melhora o humor. Atrai bons lucros e prosperidade.
Gerânio – estimulante para a fadiga física ou o desgaste mental. Afasta o medo e dá proteção física. Excelente para proteger as residências. Ótimo para fechar bons negócios.
Girassol – movimento, claridade, pois traz a força da energia solar. Fascínio, encantamento. Traz alegria ao ambiente. Sucesso e prosperidade.
Guaraná – reativante, excitante.
Hortelã – elimina as energias negativas e ajuda a anular feitiços. Auxilia na concentração e na tomada de decisões.
Incenso – meditação e relaxamento.
Jasmim – amor, bons fluidos, saúde. Traz energia física e harmonia entre os casais. Ajuda nos feitiços de amor e na fertilidade.
Laranja – estimulante, harmonia, proteção, paz. Prosperidade e sorte. Agiliza casamentos.
Lavanda – afasta os estados depressivos e proporciona um sono tranquilo. Traz purificação e dá proteção.
Limão – proporciona resistência e ajuda a enfrentar as dificuldades.
Lírio – excelente para o amor e para o trabalho.
Lótus – muito utilizado em ambientes dedicados à meditação.
Maçã – traz calmaria, tranquilidade.
Maçã verde – estimulante, traz alegria, jovialidade, vitalidade, sensualidade. Ajuda na atração, na sorte e no amor.
Manjericão – dá proteção e purifica física e espiritualmente. Atrai a boa sorte, a prosperidade e a felicidade.
Maracujá – calmante, dá estabilidade emocional. Muito usado em feitiços de paixão, de sensualidade.
Mel – traz boa sorte e prosperidade. Adoça as dificuldades e as mágoas.

Melissa – combate a insônia, ajuda a superar o estresse e o medo noturno.
Mirra – aumenta o poder intuitivo, emana boas energias.
Morango – traz alegria, energia, estimula a sensualidade.
Noz-moscada – dá alegria, proteção, proporciona boa sorte nos negócios.
Opium – fascinação, tranquilidade, força espiritual e liderança. Traz determinação. Corta a fadiga, o estresse.
Orquídea – muito usada nos momentos íntimos. Purifica o ambiente de trabalho. Estimula a independência.
Patchouli – ativante, afrodisíaca. Age na união amorosa e na amizade; afasta os conflitos pessoais.
Pinho – atrai a boa sorte. Ajuda na fertilidade.
Romã – Prosperidade, boa sorte, amor e magia.
Rosa amarela – prosperidade, sorte, conquistas, brilho, sucesso e alegria.
Rosa branca – tranquilidade, harmonia, bom sono, boa sorte. Purifica os ambientes e acalma. Alivia a depressão e a ansiedade.
Rosa vermelha – ajuda na sensualidade, no amor, é atrativa, afrodisíaca. Aumenta a alegria de viver. Ideal para quem trabalha na noite.
Sândalo – espiritualidade, entusiasmo, evolução, sucesso, mudança, pacificação. Atrativo sexual. É também muito usada para os momentos de meditação.
Sete ervas - limpeza física e da casa. Afasta o mal, o olho-grande, a inveja. Atrai proteção.
Verbena – para atração; funciona muito bem para as magias do amor. Excelente para quem trabalha na noite. Afasta energias negativas, tristeza e melancolia, atraindo alegria.
Violeta – ajuda a eliminar energias negativas da sua casa ou da sua vida; traz energia. Combate a timidez e a insegurança. Seu perfume acalma e limpa a mente. Pacifica as brigas de casais. É usada para feitiços de amor.

Folhas e ervas

Cada erva, cada folha, cada flor, tem características próprias, que se ligam com as nossas energias. Ao serem reunidas, ou usadas sozinhas, conforme cada necessidade, ajudam a criar e a provocar as mudanças necessárias. Porém, antes de utilizar qualquer erva, procure sempre algumas informações, para conhecer melhor o que está usando.

As ervas podem limpar, energizar, tirar nosso cansaço, melhorar nossa parte psicológica, pois ao agir na parte física, conseguem também melhorar nossa autoestima, e possuem também inúmeras outras possibilidades, que podemos chamar de milagrosas.

A seguir, damos pequenas informações das propriedades de algumas das ervas aqui recomendadas, pois seria bem difícil conseguirmos reunir neste pequeno livro maiores explicações.

Abre-caminho – limpa os caminhos, afasta as negatividades e assim atrai os bons fluidos.

Alecrim – é chamada de "erva da alegria". Seu banho atrai a felicidade e ajuda no bem-estar geral, ajudando no tratamento da depressão leve, no cansaço, na fadiga, na enxaqueca. Protege dos feitiços, defende e corta a inveja e o olho-grande Serve para acalmar pessoas e ambientes, além de aromatizá-los. Em templos e igrejas, o alecrim é queimado como incenso desde a antiguidade. Em outros segmentos religiosos é costume também utilizar o seu óleo, até os nossos dias, para unção. Nas religiões afro, como umbanda e candomblé, é muito utilizado nas iniciações, em banhos e também como incenso poderoso. É usado, preferencialmente, fresco, mas também pode ser utilizado seco.

Alfazema – a flor e a folha da alfazema são poderosas, pois ajudam a acalmar e aliviar as tensões nervosas, limpam e também purificam o corpo.
Anis-estrelado – dinheiro, prosperidade, atrativo.
Arruda – proteção, limpeza espiritual, descarrego.
Benjoim – limpeza das pessoas e dos ambientes.
Bilreiro – ajuda na prosperidade e também como proteção contra feitiços, olho-grande e inveja.
Camomila – para acalmar, harmonizar.
Canela (canela-da- índia, canela-de-cheiro) – estimulante, excitante, purificador corporal e ambiental.
Colônia – a folha serve para limpeza corporal e para a saúde, porque age como tranquilizante e atrai bons fluidos.
Cravo-da-índia – atrai dinheiro, prosperidade, triunfo. É atrativo sexual.
Dama-da-noite – flor perfumada que ajuda na defesa, prosperidade e fartura.
Dandá-da-costa – pequena raiz usada para proteção e para atrair boa sorte.
Desata-nó – cortar olho-grande, inveja e feitiços; fazer descarrego corporal.
Dinheiro-em-penca – crescimento financeiro, traz sorte, afasta obstáculos.
Erva-doce (funcho, anis) – limpeza e defesa; é também muito usada nos defumadores.
Elevante (alevante) – prosperidade, amor.
Erva-cidreira – calmante, neutralizador.
Folha do bambu – crescimento, segurança.
Fortuna – para prosperidade.
Guiné (guiné-pipiu, erva-guiné) – corta feitiços, negatividades, doenças; limpeza corporal e ambiental.
Incenso – para limpeza espiritual dos ambientes e das pessoas.
Louro – afrodisíaca. Crescimento financeiro.
Macaçá (catinga-de-mulata) – ajuda na sedução, na

atração. Também muito usada para tranquilidade, paz e harmonia.

Manjericão – folha muito perfumada, usada para proteção, harmonia.

Manjerona – prosperidade, boa sorte e ajuda na paz e harmonia.

Malva-branca – paz, tranquilidade, harmonia.

Mirra – descarrega, afasta as más influências.

Mutamba – Chamada de "folha da união", "folha da amizade". Ajuda também na calmaria e na pacificação.

Oriri – traz abrandamento, harmoniza, tranquiliza. Ajuda no amor.

Palha de alho – limpeza de maus fluidos, espíritos malignos.

Poejo – ajuda no equilíbrio, na limpeza espiritual de pessoas estressadas.

Rosa amarela – reanima o amor-próprio, a autoestima.

Rosa branca – alivia a depressão, ansiedade; calmante. Pacifica e é harmonizante.

Rosa vermelha – atiça a sexualidade.

Saco-saco – descarrego, limpeza. Atrai boa sorte.

Saião – folha que acalma, pacifica, harmoniza.

Salsa – para aumentar a sensualidade; atrair dinheiro.

Sálvia – ajuda na tranquilidade, equilíbrio, calmaria.

Sândalo (folha ou raiz) – purifica, afasta as negatividades e a interferência de doenças.

Vence-tudo (vence-demanda) – descarrego, abrir caminho; elimina negatividades e afasta a presença de maus espíritos corporais ou ambientais.

Verbena – atrai boa sorte, bons fluidos.

O que significam as flores e como elas podem ajudar

É incontável o número de flores utilizadas em banhos e defumadores. Em todas as religiões as flores estão sempre presentes, seja para embelezar, seja para perfumar os ambientes, ou ainda para, através dos seus perfumes, atrair, reforçar a autoestima e ajudar a reforçar o nosso alto astral, afastando as tristezas, as melancolias, a depressão.

Uma casa com flores é uma casa alegre, colorida, harmoniosa!

Cada flor tem um significado, uma simbologia diferente. Algumas possuem um perfume intenso, com um magnetismo forte; outras têm um aroma suave, que se espalha ao simples contato; em outras flores, o simples toque faz com que um perfume forte e inebriante se espalhe pelos ambientes.

A força das flores e suas cores

Aqui serão usados vários tipos de flores que servirão como auxiliares nos processos de ajuda nas magias e nos encantamentos dos banhos. Muitas já são conhecidas, porém seria impossível enumerar a todas, e algumas são até mesmo difíceis de adquirir. Dentre as principais flores citamos os lírios, rosas, violetas, tulipas, amor-perfeito, margaridas, dama-da-noite, orquídeas, copo-de-leite, hortênsias, begônias, antúrios e muitas outras.

Para iniciar, nada melhor do que falarmos das rosas. Estas flores são primordialmente as mais populares e mais encontradas no mundo inteiro e, de acordo com suas cores, possuem variados significados. Elas são também uma das flores mais usadas nos banhos, porque possuem um aroma muito marcante e sua água traz grande encantamento, ajudando na magia do amor, da amizade. As rosas são utilizadas como símbolos da paixão, da amizade, da alegria, da inocência. Além de tudo isso, elas fazem parte das decorações, trazendo contentamento, beleza, e alegrando o visual dos ambientes.

Mas existem flores difíceis de encontrar e que até mesmo são desconhecidas por muitos. Como é o caso da tulipa, linda flor encontrada em seis tons: branca, vermelha, roxa, amarela, laranja e uma mais rara, na cor negra. A tulipa é proveniente da Holanda, mas é muito utilizada em quase toda a Europa. No Brasil não é uma flor muito popular, embora seja de grande utilidade e ajuda nos banhos. As tulipas embelezam os ambientes, transmitem tranquilidade, paz, representam a elegância, a sofisticação e a prosperidade. A planta ornamental é formada por uma única flor em cada haste, que possui seis pétalas. As tulipas são flores de clima frio, e que florescem normalmente no início da primavera. As tulipas vermelhas representam o amor eterno, a atração, a paixão; as tulipas brancas representam a paz, a inocência, a harmonia; as tulipas roxas transmitem a tranquilidade; as tulipas amarelas significam a prosperidade e a claridade; as tulipas de cor alaranjada representam o vigor, a sensualidade, o entusiasmo; e as tulipas negras simbolizam a sofisticação, a elegância, o deslumbramento.

As flores também têm simbologia nas cores, e suas cores são também associadas e representativas de sentimentos como o amor, a paixão, a energia, a prosperidade, a luminosidade e assim por diante. Use-as de acordo com o que é ensinado abaixo e seguindo sempre a sua intuição e a sua necessidade. Com fé, conseguimos coisas que muitos consideram impossíveis e que nós sabemos que vamos conseguir, usando todas as forças que a natureza colocou ao nosso dispor!

Flores brancas: nos remetem à paz, à pureza, à claridade na nossa vida. Aí estão inclusas as rosas, as orquídeas, as margaridas, os lírios.

Flores amarelas: têm a cor da alegria, do sorriso, do Sol que ilumina a Terra. São muito associadas ao sucesso, à prosperidade, ao dinheiro. O girassol, a rosa e o crisântemo são alguns exemplos.

Flores cor-de-rosa: representam a juventude, o carinho, a gratidão, o amor puro, a delicadeza. São exemplos as rosas, as orquídeas, os cravos etc.

Flores laranja: simbolizam a energia, a alegria, o movimento. Tulipas, antúrios e gérberas são alguns exemplos.

Flores azuis: simbolizam o mistério, a harmonia, a fidelidade, a amizade e têm como exemplo as violetas e as hortênsias, entre outras.

Flores roxas ou violetas: têm a cor do mistério, da elegância, da sofisticação. Como exemplo citamos as hortênsias, o amor-perfeito, a boca-de-leão.

Flores verdes: representam a sorte, a prosperidade, o dinheiro, a fertilidade. Suas flores podem ser o trevo-de-quatro-folhas, as ervas, a hera, peperômia, antúrio.

Flores vermelhas: são as mais usadas e são associadas à cor do fogo, do calor, porém seu principal significado é o amor ardente, a paixão, a coragem, a atração, a fidelidade. As principais flores são as rosas, tulipas, cravos, crisântemos etc.

Muitas outras flores serão utilizadas aqui, portanto, fica difícil enumerarmos todas, pois elas também têm suas utilidades e são importantes quando indicadas nos banhos. Use com fé e tenha a certeza de que elas servirão para o que foram indicadas. Boa sorte!

Informações muito importantes para todos os banhos

1) Sempre que comprar folhas procure adquiri-las em locais de sua confiança, como erveiros conhecidos, hortas, hortifrutis, supermercados. Dê preferência às folhas frescas e verdinhas, nunca às folhas secas.

Ao chegar em casa procure lavá-las bem e, a seguir, coloque-as durante algum tempo numa mistura de água com uma colher de sopa de cloro, para livrá-las de fungos, bactérias, urina de rato, insetos etc. Elementos que podem trazer problemas para o nosso corpo.

As ervas que recomendamos não costumam causar problemas na pele, mas se você sentir algum processo alérgico após o seu uso, retire o banho imediatamente. Lave-se com água em abundância, usando um sabonete neutro.

2) Aconselha-se que algumas folhas sejam usadas somente após fervidas em boa quantidade de água, como é o caso da espada-de-são-jorge, guiné, abre-caminho. São folhas muito quentes e, após o cozimento, sua força é abrandada, quebrada. Não devem ser colocadas na cabeça.

3) Alguns banhos você pode repetir por três dias seguidos, outros pode fazer uma vez por semana, ou por mês, de acordo com as suas necessidades. Nesse caso, compre sempre os ingredientes necessários para cada banho, pois estes devem ser feitos com elementos frescos, para manter a sua qualidade e o seu perfume.

4) Alguns dias depois de um "banho de descarrego" (aquele indicado para cortar olho-grande, inveja, limpar as negatividades), você precisa fazer um novo banho com ervas frescas, como **macaçá, colônia, poejo, manjericão, alecrim**, ou outras de sua predileção, que são consideradas "ervas frias" e que podem ser usadas por todas as pessoas. Os banhos feitos com essas ervas são considerados "banhos positivos", porque elas dão equilíbrio, defesa, calma. E você também pode usá-las em conjunto ou separadas. Essas ervas não são cozidas, são somente maceradas com as mãos, em dois ou três litros de água. São colocadas em seguida para descansar um pouco, coadas e usadas após o seu banho diário. Não se enxugue totalmente. Deixe o banho agir um pouco e, a seguir, vista-se com roupas claras.

5) As sobras de qualquer banho não devem ser jogadas no lixo. Devem ser colocadas em um gramado, aos pés de uma árvore sem espinho, em uma praça, num rio limpinho, na mata, nas cachoeiras. Se forem sobras de banhos de atração, leve um pouco de purpurina dourada e polvilhe por cima. O brilho da purpurina vai captar o brilho do Sol e ajudar sua vida a brilhar ainda mais.

6) Todos os **banhos com salsa** são indicados para pessoas que trabalham diretamente com o público e na madrugada, como vendedores, artistas da noite, músicos, funcionários de bares, de boates, de hotéis, dançarinas, *strippers*.

7) Após tomar os banhos para atração, para sedução, não fique trancado(a) em casa nem vá dormir. Saia, divirta-se, festeje a vida, vá dançar, seduzir, para poder dar movimento e força à magia e ao encantamento dos elementos utilizados. Se você quer conquistar um amor, precisa saber procurá-lo!

8) As pessoas que gostam de velas, podem acender uma, na cor de sua predileção, após o banho e ofertá-la às forças da natureza conforme informamos acima. Porém, aja com cuidado para não causar problemas.

Segunda Parte

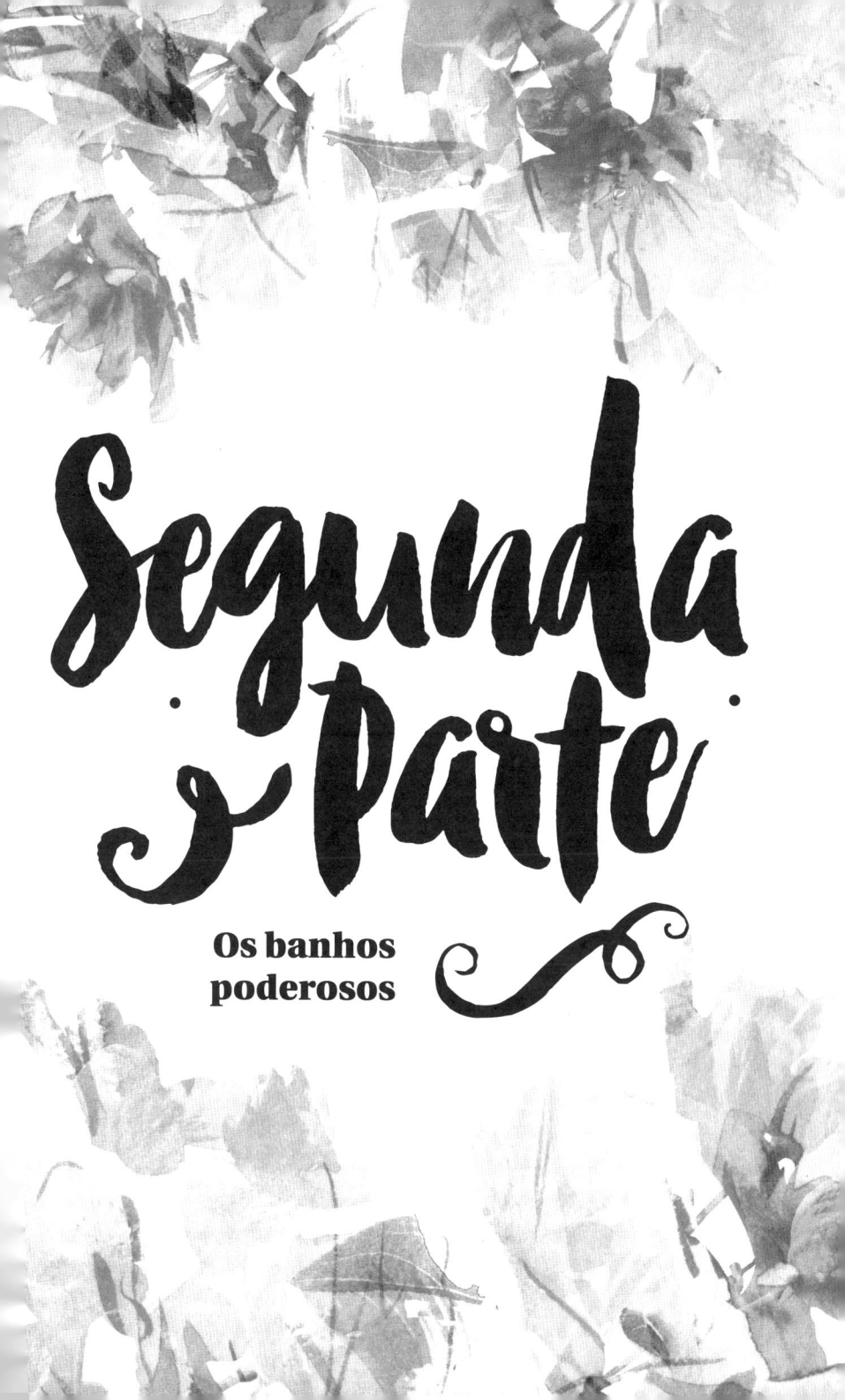

Os banhos poderosos

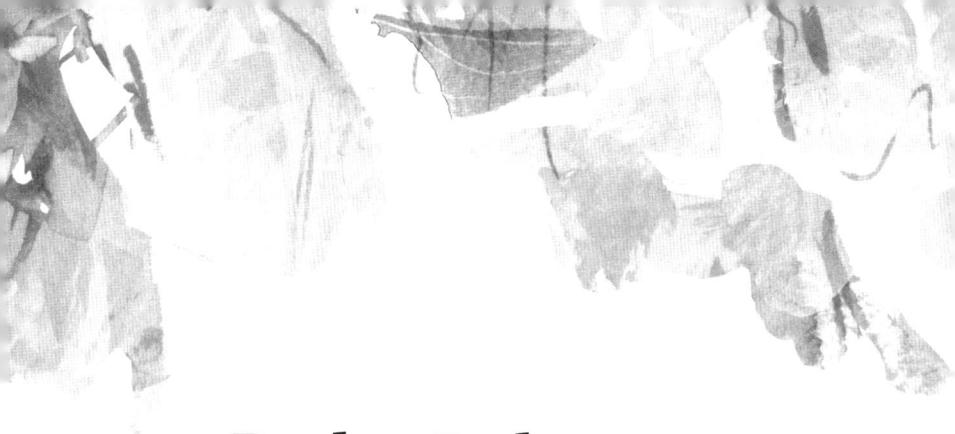

Banhos Poderosos para auxiliar na saúde

(Banhos revigorantes, para falta de energia física para pessoas desanimadas, pessoas irritadiças, pessoas depressivas)

Os banhos de ervas, folhas ou flores, servem também para ajudar a aliviar dores, a sanar coceiras, e muitos são complementares na cura de feridas abertas. Mas, para todos os problemas de saúde, sejam simples ou graves, é necessário sempre o acompanhamento e a assistência de um médico.

Após serem longamente estudadas, foi comprovado que certas folhas são muito úteis na solução e na cura de muitas doenças, e são usadas pelos laboratórios em remédios. E cada uma ajuda em variadas situações. Mas se você tiver algum problema mais grave e uma doença renitente, consulte primeiro um médico, para depois procurar ajuda de uma pessoa mais abalizada no conhecimento das folhas e das suas possibilidades em ajudar a você.

Tome o seu banho de ervas com pensamentos positivos e com a intenção de realmente descarregar-se das energias negativas. São esses pensamentos e as intenções que fazem com que a magia torne esse ritual poderoso e eficaz.

Sempre lave as folhas, deixe-as de molho em uma água com um pouco de cloro, para livrá-las de bactérias, fungos e outras sujidades. A seguir, lave-as bem em água corrente e faça uso conforme indicado.

BANHO 1
Para aliviar dores em geral

Ingredientes
três litros de água
folhas de jaborandi
folhas de aroeira
folhas de jasmim

Preparo
Coloque a água numa panela e junte todas as folhas, bem lavadas. Tampe e deixe ferver por uns cinco minutos. Tome seu banho diário e jogue esse banho do pescoço para baixo, ou se puder tome um banho de imersão, numa banheira.

BANHO 2
Para aliviar dores articulares

Ingredientes
dois litros de água
folhas de malva-cheirosa
folhas de arnica
folhas de tanchagem (trançagem)

Preparo
Macere bem as folhas na água e deixe em repouso por algumas horas. Coe. Após seu banho comum, jogue esse banho no seu corpo, vagarosamente, do pescoço para baixo. Faça durante três dias e, se necessário, repita. Coloque o resto do banho num gramado, em local sombreado, ou ao pé de uma árvore.
(Este banho é ideal para dores articulares, inflamações.)

BANHO 3
Para aliviar dores do dia a dia (pancadas, torcicolo)

Ingredientes
dois litros de água
folhas de espinheira-santa
um caroço de abacate, ralado

Preparo
Coloque a água para ferver juntamente com as folhas, durante cinco minutos. Desligue e acrescente o caroço de abacate ralado. Tampe e deixe em infusão. Após esfriar, coe. Tome seu banho diário e jogue esse banho calmamente do pescoço para baixo.

BANHO 4
Para aliviar dor de dente

Ingredientes
um litro de água filtrada
um punhado pequeno de folhas de malva-cheirosa
um punhado pequeno de folhas de arnica

Preparo
Ferva a malva e a arnica na água. Coe. Após esfriar faça bochechos três vezes ao dia, pois estas ervas ajudam a combater a inflamação.

BANHO 5
Para combater inflamação na garganta

Ingredientes
um litro de água filtrada
pedaços da casca de uma romã
folhas de tanchagem (trançagem)
uma pitada de sal

Preparo
Coloque a água numa panela com o sal, os pedaços de romã e as folhas de tanchagem. Após ferver por cinco minutos, retire e coe. Quando estiver morno faça gargarejos de três a cinco vezes ao dia. Evite sair na friagem da noite.

BANHO 6
Para ajudar no fortalecimento dos ossos

Ingredientes
dois litros de água
folhas e flores de ipê-amarelo

Preparo
Coloque no fogo a água, as folhas e as flores. Deixe ferver por cinco minutos. Retire, tampe e deixe esfriar. Banhe o corpo ou somente as pernas, para dar fortalecimento e maior segurança no andar. Repita de três a cinco vezes por semana. Coloque o resto do banho num gramado, em local sombreado, ou ao pé de uma árvore.

BANHO 7
Para melhorar o fluxo intestinal

Ingredientes
dois litros de água
folhas de cáscara-sagrada (casca-sagrada)

Preparo
Leve a água para ferver, durante cinco minutos, juntamente com as folhas de casca-sagrada. Retire, deixe esfriar, coe e banhe-se do peito para baixo, sem se enxugar totalmente. Faça esse banho durante três dias. Coloque o resto do banho num gramado, em local sombreado, ou ao pé de uma árvore.

BANHO 8
Para ajudar nos problemas renais

Ingredientes
três a cinco litros de água
uma porção de cabelo de milho
sete folhas de cana-do-brejo (cana-de-macaco)
folhas de quebra-pedra

Preparo
Ponha todos os ingredientes numa panela e deixe ferver por dez minutos. Desligue, deixe esfriar e coe. Passe o banho com as mãos no corpo, do peito para baixo, e deixe secar. Faça durante três dias, descanse três e torne a repetir por três dias.

BANHO 9
Para ajudar a baixar o ácido úrico e o colesterol

Ingredientes
três litros de água
folhas de pau-tenente
folhas de tamarindo

Preparo
Ponha para cozinhar as folhas, numa panela com a água, e deixe ferver por dez minutos. Desligue e, após esfriar, coe e banhe-se do pescoço para baixo calmamente. Repita por cinco dias.

BANHO 10
Para aliviar o sarampo

Ingredientes
cinco litros de água
folhas e flores de sabugueiro

Preparo

Lave bem as folhas e ponha para ferver, juntamente com as flores, numa panela com a água. Após dez minutos, retire do fogo e deixe esfriar. Coe e banhe a pessoa do pescoço para baixo, vagarosamente e com cuidado. Repita durante três a quatro dias.

(Este banho ajuda a aliviar a coceira do sarampo e também diminui a possibilidade de infectar alguma feridinha da doença.)

BANHO 11
Para combater e aliviar a catapora

Ingredientes
quatro a cinco litros de água
folhas de erva-de-bicho
folhas de tanchagem (trançagem)

Preparo
Cozinhe as folhas numa panela com a água, por aproximadamente dez minutos. Retire do fogo, deixe esfriar e coe. Banhe a pessoa do pescoço para baixo, durante três dias.

(Este banho traz alívio para a coceira da doença.)

BANHO 12
Para ajudar a aliviar alergia, irritações e micoses

Ingredientes
três litros de água
folhas de aroeira
um pedaço da entrecasca da aroeira
folhas de carobinha

Preparo
Ponha todos os ingredientes numa panela, e deixe ferver por uns cinco a dez minutos. Coloque para esfriar e coe. Após tomar o seu banho, passe esse banho do pescoço para baixo, com as mãos, calmamente. Não se se-

que. Se quiser faça durante três dias intercalados. Coloque o resto do banho num gramado, em local sombreado, ou ao pé de uma árvore.

(Este banho também ajuda a aliviar e combater as irritações da pele provenientes do estresse.)

BANHO 13
Para ajudar na cicatrização de feridas; aliviar coceiras

Ingredientes
dois litros de água
folhas de carobinha
folhas de erva-moura
folhas de aroeira

Preparo
Lave bem um pouco de cada folha e coloque pequenos bocados numa panela com a água. Tampe e deixe ferver por cinco minutos. Retire do fogo e deixe esfriar. Tome seu banho diário com um sabão neutro de boa qualidade e depois passe esse banho pelo seu corpo (se quiser, pode ser bem morninho). Não enxugue. Deixe o banho secar no seu corpo.

BANHO 14
Para ajudar a aliviar a artrite e o reumatismo

Ingredientes
dois litros de água
folhas de unha-de-gato

Preparo
Ferva a água e coloque um punhado das folhas. Deixe por uns cinco minutos, esfrie e coe. Após o seu banho diário, passe esse banho a partir do pescoço até os pés. Se puder, não se enxugue. Coloque o resto do banho num gramado, em local sombreado, ou ao pé de uma árvore.

BANHO 15
Para ajudar a acalmar dores cervicais e lombares

Ingredientes
dois litros de água
três favas de sucupira, quebradas

Preparo
Coloque a água, juntamente com as favas, para ferver durante 10 minutos. Tire do fogo, deixe esfriar, coe e tome um banho do pescoço para baixo, durante três dias seguidos. Coloque o resto do banho num gramado, em local sombreado, ou ao pé de uma árvore.

BANHO 16
Para auxiliar na melhora de problemas pulmonares

Ingredientes
três litros de água
um punhado pequeno de folhas de assa-peixe
um punhado pequeno de folhas de cavalinha

Preparo
Ferva a água e acrescente as folhas. Deixe ferver por cinco a dez minutos e a seguir coe. Deixe esfriar e banhe seu corpo do pescoço para baixo, vagarosamente. Coloque o resto do banho num gramado, em local sombreado, ou ao pé de uma árvore.
(Estas ervas são descongestionantes e expectorantes.)

BANHO 17
Para combater a seborreia

Ingredientes
dois litros de água

folhas de jaborandi
pétalas de duas rosas brancas

Preparo
Coloque as folhas numa panela com a água e deixe ferver por cinco minutos. Tire do fogo, deixe esfriar e coe. Tome seu banho, lave os cabelos com seu xampu preferido, use um bom condicionador e, a seguir, passe esse banho massageando o couro cabeludo suavemente. Seque bem com uma toalha felpuda e escove normalmente seus cabelos. Faça duas vezes por semana, durante um mês. Coloque o resto do banho num gramado, em local sombreado, ou ao pé de uma árvore.

BANHO 18
Contra a depressão

Ingredientes
três litros de água
pétalas de rosas de diversas cores
folhas de patchuli
cinco gotas de óleo de gerânio (podem ser pétalas da flor ou a essência)
uma colher de sopa de alfazema
uma colher de sopa de erva-doce

Preparo
Coloque a água no fogo. Quando começar a ebulição, acrescente os ingredientes, apague o fogo, tampe e deixe descansar por três horas. Coe e, após seu banho diário, jogue esse banho calmamente da cabeça aos pés, mentalizando muita paz, tranquilidade e muitas coisas boas.

BANHO 19
Para acalmar, abrandar a agitação do dia a dia

Ingredientes
dois litros de água
folhas de sete-sangrias

pétalas de três rosas brancas
duas gotas de essência de baunilha

Preparo

Coloque numa panela a água e as folhas de sete-sangrias. Deixe ferver por uns cinco a dez minutos. Desligue e deixe amornar, acrescentando a seguir as pétalas das rosas. Quando esfriar completamente acrescente a essência de baunilha. Coe e, após seu banho diário, jogue esse do pescoço para baixo, calmamente, relaxando e aproveitando o bem-estar que este banho provoca. Deixe o banho por alguns minutos no seu corpo. Coloque uma roupa leve e clarinha e, se puder, deite-se e procure descansar sua cabeça. No dia seguinte coloque o resto do banho num gramado, em local sombreado, ou ao pé de uma árvore.

BANHO 20
Para trazer alívio às pessoas nervosas, estressadas, deprimidas

Ingredientes

três litros de água mineral ou de cachoeira (bem limpinha)
folhas de bilreiro
um maço de macaçá
folhas de fortuna
um maço de alfavaquinha
pétalas de cinco rosas brancas ou duas gotas de essência de rosas

Preparo

Lave bem as folhas e macere-as na água. Deixe descansar em local bem fresco. Coe. Após tomar um banho completo com sabão de coco, inclusive lavando a cabeça, jogue bem calmamente esse banho, elevando seus pensamentos para coisas boas, alegres, positivas. Deixe o banho secar no seu corpo. Logo após, procure descansar em local bem calmo, com luz suave. Faça durante três a cinco dias seguidos. Depois de um período, se sentir necessidade, faça novamente.

BANHO 21
Para aliviar tensão nervosa, estresse

Ingredientes
três litros de água
folhas de pata-de-vaca

Preparo
Lave bem as folhas e macere-as num balde com a água. Deixe descansar por umas duas horas e depois coe. (Se usar folhas desidratadas, ferva, deixe esfriar e coe em seguida.) Após tomar seu banho diário, jogue este banho desde a cabeça, vagarosamente. Não se enxugue logo, deixe o banho ficar no seu corpo por alguns minutos e, após, seque-se superficialmente. A seguir, vista-se confortavelmente e procure relaxar, esquecendo um pouco dos seus problemas e pensando mais em você. No dia seguinte coloque o resto do banho num gramado, em local sombreado, ou ao pé de uma árvore. Muita força e paz!

BANHO 22
Para aliviar a tensão nervosa do dia a dia

Ingredientes
dois litros de água
três folhas de colônia
folhas de sete-sangrias
uma colher de chá de noz-moscada ralada
duas colheres de sopa de açúcar cristal

Preparo
Lave bem as folhas e corte-as em pedaços. Coloque a água em uma panela com os ingredientes e deixe ferver por três minutos. Deixe esfriar e coe. Após tomar seu banho diário, jogue esse banho do pescoço para baixo, vagarosamente. Ponha uma roupa confortável e aproveite para relaxar e descansar um pouco das tensões do dia a dia. Mentalize coisas boas; imagine a água levando todo o seu estresse, a sua tensão nervosa e tudo o mais que não está deixando a sua vida prosseguir com calma e alegria.

BANHO 23
Para relaxar, acalmar, dormir bem

Ingredientes
dois litros de água
um maço de manjericão branco
dez folhas de saião
duas colheres de sopa de erva-doce
duas colheres de sopa de camomila

Preparo
Lave bem as folhas e coloque-as numa panela com a água. Acrescente a erva-doce e a camomila e deixe ferver por dois minutos. Quando amornar, coe. Após tomar seu banho diário, jogue esse banho vagarosamente da cabeça aos pés. Deixe o banho durante alguns minutos no corpo e seque-se delicadamente. Ponha uma roupinha confortável e bons sonhos!

BANHO 24
Para acalmar, ajudar a combater o estresse do dia a dia

Ingredientes
dois litros de água pura
meio copo de água do cozimento de arroz branco
uma colher de chá de essência de baunilha
uma colher de chá de essência de rosas brancas
uma colher de chá de essência de maracujá

Preparo
Coloque num balde a água do cozimento do arroz, a água pura (morna ou fria, à sua escolha) e as essências. Tome seu banho normal e vá jogando vagarosamente esse banho do pescoço para baixo, mentalizando calma, harmonia, sossego para sua vida. Espere um pouco o banho secar no seu corpo, vista-se e procure fazer algo reconfortante, que traga calmaria, como ler um bom livro. Faça esse banho três dias seguidos e vai sentir-se bem mais relaxado(a).

BANHO 25
Para combater o estresse do corpo e da mente
(especialmente de pessoas idosas)

Ingredientes
três litros de água
folhas de fedegoso
um maço de macaçá
um maço de sálvia

Preparo
Lave bem todas as folhas e, a seguir, macere-as num balde, com a água, até tirar todo o sumo das folhas. Deixe descansar por duas horas. Coe e, se quiser, coloque um pouco de água morninha. Após tomar seu banho diário, passe vagarosamente esse banho pelo corpo, com as mãos, do pescoço até os pés. Deixe o banho agir por alguns minutos e, a seguir, seque-se suavemente. O ideal é tomar esse banho um pouco antes de dormir, para aproveitar melhor a composição das ervas.

BANHO 26
Para aliviar o estresse, a intranquilidade

Ingredientes
dois litros de água
um litro de água de canjica (cozinhe canjica e guarde a água em que ela foi cozida.)
folhas de macaçá maceradas em um litro de água
uma garrafinha de água de flor de laranjeira
uma garrafinha de água de rosas
uma garrafinha de água de melissa
duas gotas de essência de baunilha

Preparo
Coloque num balde a água pura, a água da canjica e os demais ingredientes citados acima. Coe. Após seu banho diário, jogue este banho desde a

cabeça até os pés bem devagar. Deixe o banho um pouco no seu corpo e enxugue-se levemente. Vista a seguir roupas claras.

Coloque as folhas do banho num gramado, num jardim ou dentro de um vaso de plantas.

Faça esse banho por sete dias seguidos, pois ele irá lhe trazer uma grande tranquilidade, irá lhe acalmar e fazer com que viva bem com as pessoas ao seu redor.

BANHO 27
Para dar uma energizada no seu corpo

Ingredientes
dois litros de água
um litro de leite de cabra fervido
uma colher de chá de noz-moscada ralada
uma colher de sopa de fava de pichurim ralada
um maço de manjericão branco

Preparo
Coloque o leite de cabra com a água, a noz-moscada, a fava e o manjericão, lavado e picado, numa panela e deixe ferver por dois minutos. Deixe amornar, coe e tome um banho do pescoço para baixo, vagarosamente. Faça esse banho três dias seguidos. Você, com certeza, vai se sentir revigorado(a).

BANHO 28
Trazer defesa para o corpo, eliminando a depressão, a fadiga e o desânimo

Ingredientes
dois litros de água
um litro de leite de cabra fervido
um maço de macaçá lavado e macerado
um maço de poejo lavado e macerado
duas gotas de essência de baunilha

Preparo

Ponha o leite de cabra numa panela com a água e acrescente as folhas de macaçá e poejo maceradas. Leve para ferver por dois minutos. Retire, deixe esfriar, coe e acrescente a baunilha. Tome seu banho diário com um sabonete neutro e jogue esse banho vagarosamente do pescoço para baixo. Deixe o banho agir e não se enxugue totalmente. Você poderá repeti-lo por três dias seguidos ou fazê-lo sempre que sentir-se desanimado(a), exaurido(a).

BANHO 29
Para acalmar e harmonizar "cabeça quente"

Ingredientes
dois litros de água mineral sem gás
dez folhas de saião
dez folhas de macaçá
duas gotas de baunilha

Preparo
Macere bem as folhas de saião e macaçá na água mineral. Acrescente as gotas de baunilha. Deixe descansar por duas horas. Coe. Após seu banho diário, tome esse banho da cabeça aos pés, vagarosamente, tranquilamente. Não seque seu corpo. Coloque roupas brancas e procure não sair de casa nem ficar em lugares barulhentos, agitados. Descanse, deixe que sua cabeça relaxe e não se permita pensar em problemas. Faça esse banho durante três dias seguidos. Tudo irá melhorar e você se sentirá mais forte para retomar o rumo de sua vida.

BANHO 30
Para limpeza espiritual,
melhorar a saúde mental e trazer equilíbrio

Ingredientes
dois litros de água
um litro de leite de cabra
uma colher de chá de noz-moscada ralada
duas colheres de sopa de açúcar cristal

Preparo
Ferva o leite de cabra. A seguir, acrescente a água, a noz-moscada e o açúcar. Leve ao fogo para ferver por dois minutos. Deixe amornar, coe e tome o banho da cabeça aos pés. Deixe o banho agir por alguns minutos e não se enxugue totalmente. Esse banho vai lhe dar uma sensação de tranquilidade, de paz.

BANHO 31
Para os cabelos ficarem viçosos, ajudar a eliminar a queda

Ingredientes
dois litros de água
um ramo de alecrim-do-campo
folhas de jaborandi

Preparo
Lave as folhas muito bem e ponha para ferver na água. Desligue o fogo e espere esfriar. No banho, após passar seu xampu diário, jogue o banho vagarosamente, massageando os cabelos. Deixe por alguns minutos e depois enxugue delicadamente.

BANHO 32
Para apaziguar, aliviar tensão nervosa

Ingredientes
dois litros de água filtrada ou mineral
uma pequena porção de gipsy (gipsófila, mosquitinho
ou sorriso-de-maria)
três gotas de essência de flor de laranjeira
ou um vidro de água de flor de laranjeira

Preparo
Coloque a água e as florezinhas numa bacia ou balde e macere-as. Acrescente a essência ou a água de flor de laranjeira e mexa bem. Deixe no sereno, se puder, num dia de Lua Nova, Cheia ou Crescente. Pela manhã,

ao nascer do Sol, coe, tome seu banho comum e depois jogue esse banho, vagarosa e calmamente, da cabeça aos pés, sempre com pensamentos positivos. Deixe o banho secar no corpo por alguns minutos e vista roupas claras. Se preferir, pode tomar o banho na hora de dormir. Repita por uma semana, sempre fazendo um novo a cada dia. Já nos primeiros dias sentirá o efeito calmante que esse banho produz.

As sobras do banho coloque sempre num gramado limpinho ou embaixo de uma árvore sem espinhos.

BANHO 33
Para ter uma noite de bom sono, tranquilidade

Ingredientes

três litros de água filtrada
uma porção de gipsy (gipsófila, mosquitinho ou sorriso-de-maria)
pétalas de duas rosas brancas
três gotas de essência de laranja

Preparo

Junte a água e as flores e macere-as bem. Deixe descansar no sereno – se houver condição – e, no dia seguinte, quando for tomar o banho, acrescente a essência. Após tomar seu banho diário, passe esse banho na cabeça e pelo corpo todo, calmamente, pedindo somente coisas boas. Não seque o corpo durante alguns minutos, deixe a essência do banho agir. Vista uma roupa confortável e... bom sono e bons sonhos. Pode repetir esse banho por três dias, sempre fazendo um novo banho a cada dia. As sobras do banho coloque sempre num gramado limpinho ou embaixo de uma árvore sem espinhos.

(Este banho também é ideal para crianças.)

BANHO 34
Para trazer paz, harmonizar e relaxar pessoa agitada

Ingredientes

três litros de água mineral
pétalas de flores de palma-de-santa-rita branca

flores gipsy (gipsófila, mosquitinho ou sorriso-de-maria)
pétalas de duas flores de monsenhor, brancas
três gotas de essência de baunilha

Preparo
Macere todas as flores na água e deixe descansar por umas duas horas. Coe e acrescente a essência de baunilha. Tome seu banho diário e jogue esse banho desde a cabeça até os pés, vagarosamente, procurando sintonizar-se com a essência das flores. Não se enxugue por alguns momentos, deixe a força da natureza floral ajudá-la(o). Se puder, procure usar roupas claras após o banho. Repita por dois a três dias. Não guarde o banho, faça sempre um novo a cada necessidade. As sobras do banho coloque sempre num gramado limpinho ou embaixo de uma árvore sem espinhos.

(*Muito bom também para banhar crianças agitadas, muito ativas.*)

BANHO 35
Para ter um sono calmo, relaxado

Ingredientes
três litros de água mineral
pétalas de rosas brancas
uma flor de colônia
dez margaridas brancas
um vidro de água de rosas

Preparo
Coloque a água num recipiente, acrescente as pétalas de rosa, a flor de colônia e as margaridas, e macere-as suavemente. Deixe no sereno. Coe e acrescente a água de rosas.

Após seu banho comum, jogue esse do pescoço aos pés, suavemente, tendo somente pensamentos bons e positivos. Deixe o banho agir no corpo e seque-se com delicadeza. Vista roupa clara e confortável e... bom sono! As sobras do banho coloque sempre num gramado limpinho ou embaixo de uma árvore sem espinhos.

(*Esse banho também pode ser usado para crianças agitadas.*)

BANHO 36
Para trazer calmaria e tranquilidade à pessoa agitada

Ingredientes
três litros de água
uma palma-de-santa-rita branca
uma orquídea branca
um jasmim
uma colher, de chá, de noz-moscada ralada

Preparo
Ferva a água, coloque num balde ou bacia e acrescente os ingredientes. Tampe e deixe esfriar. Macere delicadamente as flores e deixe em repouso por meia hora. Coe. Após tomar seu banho diário, passe esse banho calmamente desde a cabeça até os pés, mentalizando somente paz, sossego, tranquilidade. Deixe o banho secar no seu corpo e, a seguir, vista uma roupa clarinha e deite-se. Com certeza, seu sono será sereno e relaxante. Se quiser, faça por três dias seguidos, cada dia fazendo um novo banho. As sobras do banho coloque sempre num gramado limpinho ou embaixo de uma árvore sem espinhos.
(O ideal é tomar esse banho momentos antes de ir dormir.)

BANHO 37
Para ajudar a pacificar, abrandar cabeça conturbada

Ingredientes
dois litros de água
um molho de alface
pétalas de três rosas brancas
um vidro de água do céu (à venda nas lojas de artigos de umbanda e candomblé), ou três gotas da essência água do céu
três gotas de essência de baunilha

Preparo

Lave bem as folhas de alface, corte em pedaços e coloque num balde com a água e as pétalas de rosas. Macere suavemente e deixe descansar em local fresco por uma hora. Acrescente a água do céu e a essência. Coe. Logo após tomar seu banho diário, jogue esse banho do pescoço para baixo, vagarosamente. Deixe o banho durante alguns minutos no seu corpo e, depois, seque-se suavemente. Procure a seguir ficar em um local bem tranquilo ou deite-se, para poder usufruir melhor dos poderes desse banho. Bom sono! As sobras do banho coloque sempre num gramado limpinho ou embaixo de uma árvore sem espinhos.

BANHO 38
Para você ficar sereno(a), obter relaxamento, ficar "zen"

Ingredientes
três litros de água
folhas de tília
meia colher de chá de noz-moscada ralada

Preparo
Ponha a água em uma panela e leve para ferver. Acrescente a seguir as folhas e a noz-moscada. Desligue o fogo e tampe a panela. Deixe esfriar e coe. Tome seu banho diário e a seguir use esse banho, desde a cabeça, calmamente. Faça durante três dias, com ingredientes novos, não reaproveite. As sobras do banho coloque sempre num gramado limpinho ou embaixo de uma árvore sem espinhos.

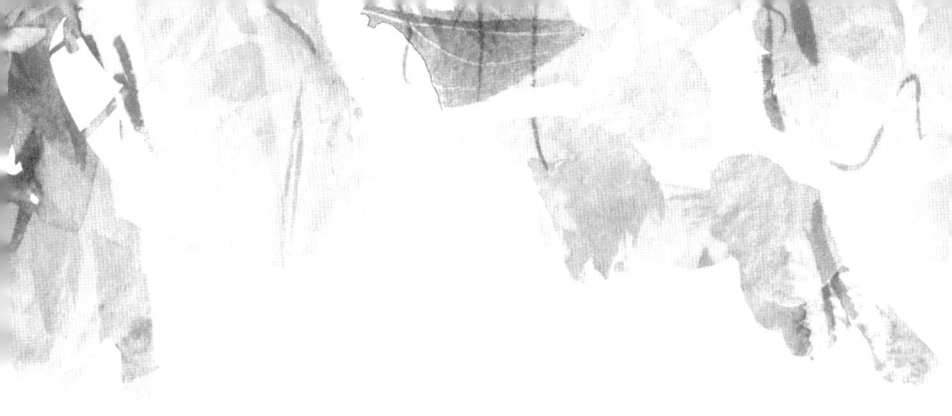

Banhos Poderosos para descarrego, para limpeza

(Para cortar olho-grande, inveja, energias negativas)

Os banhos de descarrego devem ser tomados por qualquer pessoa que sinta sua parte astral ou espiritual enfraquecida. O banho vai ajudar a fazer uma limpeza espiritual. A utilização de folhas, flores e especiarias ajuda a afastar e a descarregar as energias negativas. Esses elementos permitem a renovação das boas energias astrais, tornando a pessoa forte e energizada.

Siga um ritual para fazer seus banhos de descarrego: depois de preparados, deixe que descansem por, pelo menos, uma hora antes de utilizá-los, e coe-os. Após seu banho diário, jogue o banho de descarrego vagarosamente no seu corpo, geralmente do pescoço para baixo. Deixe agir no corpo alguns minutos, antes de enxugar-se levemente. Na hora do banho procure fazê-lo sempre mentalizando a purificação espiritual e física, pedindo também pela sua saúde.

Importante: Alguns dias após fazer os banhos para limpeza ou para descarrego, você deve fazer um banho para a positividade. A seguir, neste livro, você encontrará variados banhos para essa ocasião. São banhos com folhas frescas, e alguns utilizam também frutas, flores, essências.

BANHO 39
Para descarrego, afastar olho-grande, discórdias

Ingredientes
três litros de água
sete galhos de arruda macho
sete folhas de colônia
21 caroços de milho vermelho

Preparo
Ponha numa panela os ingredientes com a água e deixe ferver por três minutos. Desligue o fogo. Após esfriar, coe. Tome seu banho diário e, logo a seguir, jogue esse banho do pescoço para baixo, mentalizando o descarrego das negatividades do seu corpo e da sua vida. Tome três banhos, em três dias seguidos. Despache as folhas num rio limpo ou coloque em uma praça.

(Tome esse banho somente em Lua Minguante, de manhã bem cedo, antes do Sol nascer.)

BANHO 40
Para descarregar, combater o olho-grande e a inveja de sua vida

Ingredientes
três litros de água
folhas de vence-tudo
folhas de vence-demanda
folhas de guiné
folhas de desata-nó
folhas de saco-saco
folhas de aroeira
sete caroços de milho vermelho

Preparo
Coloque todos os ingredientes em uma panela com a água e deixe ferver por cinco minutos. Deixe esfriar e coe. Após tomar seu banho diário, jogue

este banho bem devagar, do pescoço para baixo. Deixe o banho agir por alguns minutos e depois seque-se. Coloque a seguir roupas claras e acenda uma vela para sua divindade preferida ou para seu anjo da guarda. Despache as folhas num rio limpo ou coloque em uma praça.

(*Tome este banho somente em Lua Minguante,*
e de manhã bem cedo, antes do Sol nascer.)

BANHO 41
Banho para cortar guerras, brigas e feitiços de sua vida

Ingredientes
três litros de água
sete galhos de arruda macho
sete galhos de arruda fêmea
sete galhos com folhas de aroeira
sete folhas de guiné

Preparo
Ferva todos os ingredientes numa panela com a água. Desligue o fogo. Quando esfriar, coe e jogue esse banho do pescoço para baixo, após tomar o seu banho matinal. Afaste-se de pessoas negativas, que procuram cotidianamente encrencas e brigas. Tome três banhos, em três dias seguidos. Despache as folhas num rio limpo ou coloque em uma praça.

(*Tome esse banho somente em Lua Minguante,*
de manhã bem cedo, antes do Sol nascer.)

BANHO 42
Promover defesa, proteger contra olho-grande

Ingredientes
três litros de água
sete galhos de arruda macho
sete galhos de arruda fêmea
uma lança-de-ogum (ou uma espada-de-são-jorge) cortada em sete pedaços

Preparo

Cozinhe todos os ingredientes em uma panela tampada por três minutos. Desligue o fogo, deixe esfriar, coe e jogue no seu corpo, do pescoço para baixo, após seu banho diário. Mentalize a sua proteção e coisas positivas, pois essas são folhas muito poderosas para trazer defesa. Tome três banhos, em três dias seguidos. Despache as folhas num rio limpo ou coloque em uma praça.

(*Tome esse banho somente em Lua Minguante, de manhã bem cedo, antes do Sol nascer.*)

BANHO 43
Para cortar e vencer as pragas e os feitiços da sua vida

Ingredientes
três litros de água
folhas de vence-demanda
folhas de quebra-feitiço
folhas de bem-com-deus

Preparo

Lave bem as folhas e macere-as num balde com a água. Deixe descansando em local fresco por umas duas horas. A seguir coe, apertando bem as folhas até extrair todo o sumo verde, e banhe-se do pescoço para baixo. Deixe o banho agir por alguns minutos e só então seque-se. Repita durante três dias. Em cada dia faça um banho novo, não guarde de um dia para o outro. Aguarde sete dias e tome, então, um novo banho, com folhas frescas de manjericão, alecrim e macaçá, da cabeça aos pés. Coloque o resto do banho em um gramado, local sombreado, ou ao pé de uma árvore.

(*Se as folhas estiverem bem frescas, é só macerá-las. Se forem secas, devem ser cozidas.*)

BANHO 44
Para combater feitiços, magias nefastas, inveja

Ingredientes
quatro litros de água
folhas de bilreiro
folhas de cana-do-brejo
folhas de vassourinha-do-mato
folhas de bradamundo (hortelã-alevante)
folhas de abranda-fogo
folhas de tira-teima
três gotas de essência de baunilha

Preparo
Coloque a água em uma panela e leve para cozinhar todas as folhas por dez minutos. Tire do fogo, deixe esfriar, coe e acrescente a baunilha. Faça três dias seguidos. Se necessário, repita após sete dias. Coloque o resto do banho em um gramado, local sombreado, ou ao pé de uma árvore.

(Esse banho é usado preferencialmente para lavar ou jogar no portão de sua casa ou na entrada do seu apartamento – passe com um pano – ou aspergir em volta de sua casa. Também serve para jogar no seu corpo, do pescoço para baixo.)

BANHO 45
Para cortar as influências negativas da sua vida

Ingredientes
três litros de água
folhas de macaçá
folhas de vence-tudo
folhas de tira-teima
folhas de quebra-pedra
três gotas de essência de rosas brancas

Preparo
Lave bem as folhas e, a seguir, macere-as num recipiente com a água. Tome seu banho diário e jogue esse banho do pescoço para baixo. Faça isso durante três a cinco dias seguidos. Se quiser, após sete dias faça um "banho para positividade" que ensinamos nesse livro. Coloque o resto do banho em um gramado, local sombreado, ou ao pé de uma árvore.

BANHO 46
Para afastar os inimigos, o olho-grande e a inveja dos seus caminhos

Ingredientes
quatro litros de água
folhas de macaçá
folhas de vence-demanda
folhas de tira-teima
folhas de aroeira
folhas de cajá-manga
folhas de espinheira-santa
folhas de guiné
três gotas de essência de baunilha

Preparo
Lave as folhas e macere-as na água. Guarde num local fresco por umas duas horas, esprema-as bem e coe. Tome seu banho comum e jogue esse do pescoço para baixo, vagarosamente. Deixe o banho agir no seu corpo por alguns momentos e seque-se a seguir. Faça durante três dias seguidos. Depois de sete dias faça um banho de folhas mais suaves, como alecrim, poejo, manjericão, que pode ser colocado também na cabeça. Coloque o resto do banho em um gramado, local sombreado, ou ao pé de uma árvore.

(Se as folhas forem secas ou desidratadas, cozinhá-las e deixar em infusão por duas horas.)

BANHO 47
Para proteger contra a inveja, o olho-grande

Ingredientes
*três litros de água
250g de canjica branca
(cozinhe a canjica e guarde a água em que ela foi cozida.)
um molho de macaçá macerado
uma colher de chá de baunilha*

Preparo
Lave bem as folhas de macaçá antes de macerá-las. Coloque em uma panela a água da canjica, as folhas e a água pura, e leve para ferver. Retire do fogo, deixe esfriar, coe e acrescente a baunilha. Tome esse banho, da cabeça aos pés, depois do seu banho diário. Deixe o banho no seu corpo por alguns minutos e, depois enxugue-se levemente. Despache as folhas num rio limpo ou coloque em uma praça.

(Tome esse banho somente em Lua Minguante, de manhã bem cedo, antes do Sol nascer.)

BANHO 48
Defender da inveja, do mau-olhado, dos inimigos

Ingredientes
*dois litros de água
um litro de leite de vaca fervido
um colher de chá de noz-moscada ralada
uma colher de chá de gengibre ralado
uma pera lavada e ralada
três gotas de essência de rosas*

Preparo
Ponha o leite num balde ou bacia, e acrescente a água, a noz-moscada, a pera ralada, o gengibre e a essência. Deixe descansar por algumas horas e a seguir coe. Logo após o seu banho diário, jogue esse banho do pescoço para

baixo, vagarosamente. Não se enxugue imediatamente e nem totalmente. Se quiser, acenda uma vela para a divindade de sua preferência ou para seu anjo da guarda. Despache o resto do banho em um rio limpo ou coloque em uma praça.

(Tome esse banho somente em Lua Minguante,
de manhã bem cedo, antes do Sol nascer.)

BANHO 49
Para cortar feitiço, tirar o negativo da sua vida

Ingredientes
três litros de água
três folhas de cana-do-brejo
capim-santo
cipó-chumbo
meio copo de vinagre

Preparo
Lave bem as folhas e coloque numa panela com a água. Leve para ferver por três minutos. Desligue, deixe amornar e coloque o vinagre. Coe. Tome seu banho comum e após jogue esse banho do pescoço para baixo, vagarosamente, pedindo para sair os feitiços, as negatividades, as maldades. Deixe o banho agir por alguns minutos e seque-se com suavidade. Despache as folhas num rio limpo ou coloque em uma praça.

Passados sete dias, faça um banho para levantar a positividade, com macaçá, manjericão e alecrim macerados e sete gotas de baunilha, da cabeça aos pés. Boa sorte!

BANHO 50
Para cortar as brigas e os desentendimentos com o(a) seu(sua) companheiro(a)

Ingredientes
três litros de água mineral
folhas de pitanga

palha de alho
palha de cebola
um punhado de saco-saco
folhas de desata-nó
uma colher de chá de noz-moscada ralada

Preparo
Lave bem as folhas e ponha todos os ingredientes para cozinhar na água. Deixe ferver por dez minutos, desligue e coe. Após tomar seu banho comum, jogue esse do pescoço para baixo, suavemente. Repita durante três dias. De acordo com sua necessidade, após sete dias faça um novo banho.

BANHO 51
Para abrandar e cortar a agressividade de filho(a)

Ingredientes
três litros de água
folhas de bilreiro
folhas de cajá-mirim
folhas de colônia
um maço de poejo
um maço de alecrim
três gotas de essência de rosas brancas

Preparo
Lave as folhas e macere-as na água. Deixe descansar por duas horas em local arejado e fresco. Coe. Acrescente a essência e, após o banho diário, jogue esse banho na pessoa da cabeça até os pés. Use seu pensamento positivo, e peça às forças da natureza que abrandem e cortem a agressividade, a energia negativa que seu filho está recebendo e emanando. Não seque o corpo durante alguns minutos. Faça durante uma semana.

BANHO 52
Para ajudar seu filho a se afastar de más companhias, dos vícios

Ingredientes
três litros de água
folhas de bilreiro (ou carrapateira)
folhas de aroeira-branca
folhas de cajá-mirim (ou cajá-manga)
um maço de macaçá

Preparo
Lave todas as folhas, macere um pouco e coloque numa panela com a água. Deixe ferver por três minutos. Após esfriar, coe. Depois do banho diário, jogue esse banho do pescoço para baixo, vagarosamente, meditando e pedindo às forças poderosas do astral somente coisas boas para seu filho. Deixe o banho agir um pouco e seque seu corpo com a toalha, suavemente. Logo após, acenda uma vela azul para o anjo da guarda do seu filho, em local alto.

(*A pessoa não deverá saber a utilidade desse banho, diga que é "banho de descarrego".*)

BANHO 53
Para jogar na sua porta e cortar obstáculos que atrapalham o seu progresso

Ingredientes
três litros de água
dois litros de água do mar (ou água com sal grosso)
uma colher de chá de cominho
uma colher de chá de noz-moscada ralada
uma colher de sopa de erva-mate
dez folhas de louro
palha de alho
um pedaço médio de gengibre ralado
três gotas de essência de verbena ou de eucalipto

Preparo

Colocar a água com o cominho, a noz-moscada, o mate, as folhas de louro, a palha de alho e o gengibre para ferver por dez minutos. Retire, deixe esfriar, coe e acrescente a água salgada e a essência. Jogue na porta, no portão e, se morar em casa, ao redor da mesma. Faça uma vez por semana durante um mês. Coloque as sobras do banho em um gramado, local sombreado, ou ao pé de uma árvore. Boa sorte!

BANHO 54
Para cortar os fuxicos, as discórdias, as demandas

Ingredientes
três litros de água
folhas de bilreiro
folhas de cana-do-brejo
folhas de vence-demanda
três gotas de essência de baunilha

Preparo

Macere as folhas na água e acrescente a baunilha. Tome seu banho diário e passe esse desde a cabeça, com pensamentos e pedidos positivos. Faça durante cinco dias seguidos. Compre folhas em quantidade suficiente para fazer a cada dia um novo banho. Coloque o resto do banho em um gramado, local sombreado, ou ao pé de uma árvore.

BANHO 55
Para ajudar a abrandar os aborrecimentos, as desavenças, as brigas

Ingredientes
três litros de água
folhas de bilreiro
folhas de aroeira
folhas de guiné
folhas de bradamundo (hortelã-alevante)
essência de eucalipto

Preparo

Macere na água todas as folhas e acrescente a essência. Coloque num local fresco e deixe descansar por umas duas horas. Após tomar seu banho comum, jogue esse da cabeça aos pés, calmamente. Não se enxugue totalmente, deixe o banho agir no seu corpo. Faça durante três a cinco dias no mês.

BANHO 56
Para afastar pessoa inconveniente ou negativa da sua casa

Ingredientes

dois litros de água
folhas de cana-do-brejo
folhas de dormideira
folhas de quebra-feitiço
folhas de para-raio
folhas de colônia
uma fava olho-de-boi quebrada

Preparo

Coloque no fogo junto com a água todas as folhas e a fava, e ferva durante cinco minutos. Retire do fogo, deixe esfriar e coe. Guarde em local fresco e, quando a pessoa sair de sua casa, vá salpicando discretamente atrás dela, pedindo que se afaste, que suma da sua vida, dos seus caminhos.

(Este banho deve ser feito quando a pessoa estiver na sua casa, de visita.)

BANHO 57
Para afastar influências espirituais negativas

Ingredientes

três litros de água
folhas de assafete (assafétida)
folhas de pau-d'alho
cinco folhas de colônia

um maço de macaçá (catinga-de-mulata)
um maço de poejo

Preparo
Lave bem todas as folhas, amasse-as um pouco e coloque numa panela com a água. Deixe ferver por três a cinco minutos e desligue o fogo. Coe. Após tomar seu banho comum, jogue esse do pescoço até os pés, vagarosamente, deixando o banho secar no seu corpo. Passe a toalha suavemente. Vista roupas claras e acenda uma vela para o seu anjo da guarda.

BANHO 58
Trazer defesa, cortar perseguições de inimigos

Ingredientes
três litros de água
um litro de leite de cabra
uma colher de chá de noz-moscada ralada
dois copos de água de coco

Preparo
Ferva o leite e acrescente a água e a noz-moscada. Deixe ferver por três minutos e retire do fogo. Ponha para esfriar, coe e acrescente a água de coco. Após o seu banho diário, jogue esse banho desde a cabeça, vagarosamente. Deixe o banho por alguns minutos no seu corpo e a seguir enxugue-se levemente. Após o banho, vista uma roupa bem clarinha e acenda uma vela para o seu anjo da guarda.

(*Tome esse banho somente em Lua Minguante,*
de manhã bem cedo, antes do Sol nascer.)

BANHO 59
Para afastar influências negativas,
melhorar o seu dia a dia

Ingredientes
quatro litros de água
um litro de leite de vaca fervido com uma pitada de sal

sete folhas de louro
uma colher de chá de camomila

Preparo

Coloque o leite num recipiente, acrescente três litros da água e a camomila. Em separado, faça um chá com o litro restante de água e as folhas de louro, e junte ao leite. Deixe esfriar, descansando por algumas horas. Tome seu banho diário e passe, com as mãos, esse banho, do pescoço para baixo, mentalizando o afastamento das influências negativas. Deixe o banho permanecer no seu corpo por alguns minutos. Vista-se com roupas claras e tenha pensamentos positivos. Afaste da sua convivência pessoas falsas, negativas.

(*Tome esse banho somente em Lua Minguante,*
de manhã bem cedo, antes do Sol nascer.)

BANHO 60
Para afastar pensamentos negativos, ativar e elevar a sua autoestima

Ingredientes

dois litros de água
um litro de leite de vaca fervido
duas colheres de sopa de erva-doce
duas colheres de sopa de cravo-da-índia
uma colher de sopa de noz-moscada
pétalas de três rosas brancas
três gotas de essência de verbena

Preparo

Coloque em uma panela o leite, a água, a erva-doce, o cravo-da-índia, a noz-moscada. Deixe ferver por dois minutos. Retire, deixe esfriar, ponha as pétala das rosas bem maceradas e a essência. Coe. Tome seu banho comum e depois passe esse pelo seu corpo, da cabeça aos pés. Não se enxugue logo após o banho, deixe-o agir no seu corpo. Vista roupas claras e eleve seus pensamentos somente para coisa boas e positivas. Reaja à autopiedade!

(*Tome esse banho somente em Lua Minguante,*
de manhã bem cedo, antes do Sol nascer.)

BANHO 61
Para limpar corpo físico e astral, trazendo defesa, proteção e força

Ingredientes
três litros de água
nove galhos de arruda macho
folhas de desata-nó
folhas de tira-teima
uma noz-moscada ralada

Preparo
Coloque em uma panela as folhas de arruda, de desata-nó e de tira-teima com a água, e deixe ferver por três minutos. Tampe a panela, para não perder a essência e o perfume das folhas. Desligue o fogo e deixe esfriar, acrescente a noz-moscada e coe. Tome esse banho vagarosamente, do pescoço para baixo, logo após o seu banho diário. Faça três banhos, em três dias seguidos.

(*Tome esse banho somente em Lua Minguante, de manhã bem cedo, antes do Sol nascer.*)

BANHO 62
Limpar seus caminhos, ativar o positivo, trazer prosperidade e felicidade

Ingredientes
três litros de água
sete galhos de arruda fêmea
sete galhos de arruda macho
um pouco de raiz de dandá-da-costa ralada
folhas ou raiz de patchuli
folhas de amor-do-campo

Preparo

Cozinhe na água todos os ingredientes por três minutos, em panela tampada. Retire do fogo, deixe esfriar e coe. Após seu banho diário, tome esse banho, do pescoço para baixo, vagarosamente, sempre pensando e desejando somente coisas boas, positivas. Faça três banhos, em três dias seguidos.

(Tome esse banho somente em Lua Minguante, de manhã bem cedo, antes do Sol nascer.)

BANHO 63
Para cortar demandas, feitiços, mandigas, afastar as pragas

Ingredientes
três litros de água
sete galhos de arruda
sete galhos de guiné
sete folhas de embaúba
uma colher de sopa de gergelim
uma colher de chá de noz-moscada ralada
uma fava pichurim ralada
sete folhas de colônia
sete folhas de saião

Preparo

Ponha todos os ingredientes numa panela tampada, com a água, e deixe ferver por três minutos. Desligue o fogo, deixe esfriar e coe. Tome esse banho após o seu banho diário. Jogue vagarosamente pelo corpo, do pescoço para baixo, mentalizando o corte de todas as perturbações, das negatividades. Faça esse banho por três dias seguidos. Para isso, compre material suficiente para os três banhos e prepare um banho a cada dia, para tomá-lo bem fresco e cheiroso. Se quiser, acenda uma vela para seu anjo da guarda.

(Tome esse banho somente em Lua Minguante, de manhã bem cedo, antes do Sol nascer.)

BANHO 64
Para cortar discórdias, as "guerras" e as demandas

Ingredientes
três litros de água
um pedaço pequeno de espada-de-são-jorge
sete caroços de milho vermelho
folhas de aroeira
folhas de vence-tudo
folhas de saco-saco
folhas de abre-caminho
farinha de mandioca
mel
azeite de oliva
sal
sete moedas atuais
um saquinho de morim branco

Preparo
Corte a espada-de-são-jorge em sete pedaços e coloque, com os demais ingredientes, numa panela com a água. Deixe ferver por três minutos, esfrie e coe. Tome seu banho diário e jogue este, do pescoço para baixo. A seguir, vista roupa clara e evite aglomerações; procure locais mais tranquilos, visando à calma da sua cabeça e do seu corpo.

Junte os elementos do banho numa bacia e acrescente um pouquinho de farinha de mandioca, de mel, de azeite de oliva, uma pitada de sal, e as sete moedas atuais lavadas. Mexa bem, fazendo uma farofa, e coloque dentro do saquinho de morim. Procure uma árvore frondosa e sem espinhos, e amarre o saquinho em um de seus galhos. Ofereça às forças da natureza e peça que elas cortem as negatividades dos seus caminhos.

(*Tome esse banho somente em Lua Minguante, de manhã bem cedo, antes do Sol nascer.*)

BANHO 65
Para ajudar na solução rápida dos seus problemas

Ingredientes
três litros de água
uma colher de chá de cominho
uma colher de sopa de noz-moscada ralada
folhas de abre-caminho
folhas de eucalipto
três gotas de essência de eucalipto

Preparo
Ferva a água e acrescente o cominho, as folhas e a noz-moscada. Deixe durante cinco minutos e desligue o fogo. Após esfriar, coe e acrescente a essência. Tome seu banho diário e passe esse do pescoço para baixo, com pensamentos positivos para ajudar na solução dos seus problemas. Coloque o bagaço do banho embaixo de uma árvore frondosa e sem espinhos, ou num mato limpo. Repita durante sete dias e depois uma vez por semana, durante um mês. Sorte!

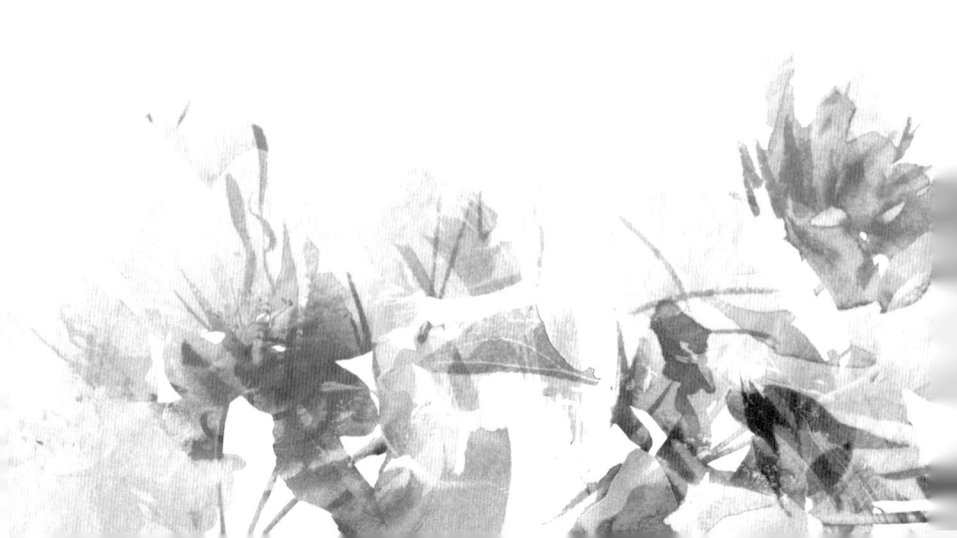

Banhos Poderosos para abrir caminhos

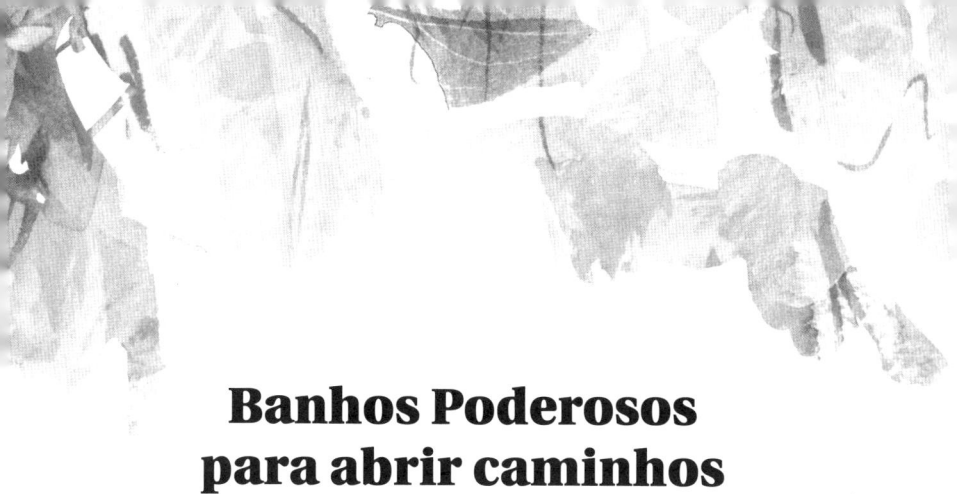

(Para trazer prosperidade, proteção, claridade na sua vida)

Esses banho são ideais para abrir seus caminhos, trazer proteção, claridade na sua vida, ajudar na prosperidade. São usadas especiarias, ervas, elementos dos reinos vegetal e mineral, essências. São banhos que ajudam a dar força ao seu campo espiritual e astral, a potencializar suas qualidades, a ter uma constância nos seus desejos, nos seus anseios, a lutar por tudo aquilo que deseja. Eles movem e fortalecem o seu "círculo luminoso", a essência que circunda sua vida, para que você consiga as grandes realizações que almeja. Mas o primordial, além da luta e da perseverança, é a FÉ.

BANHO 66
Para atrair dinheiro e fartura, na sua casa e no seu comércio

Ingredientes
um copo de milho vermelho (milho de galinha)
três litros de água
dois pedaços de canela em pau
uma colher de sopa de noz-moscada ralada
uma colher de sopa de erva-doce

Preparo
Cate bem o milho e ponha para cozinhar em dois litros da água com todos os ingredientes, até o milho ficar macio. Retire do fogo, coe e acrescente o litro de água restante ao líquido. Deixe amornar (ou esfriar, como preferir) e, após seu banho diário, jogue esse banho vagarosamente do pescoço para baixo. Deixe por alguns minutos, e depois se enxugue, vista-se e saia para trabalhar, com pensamentos positivos na prosperidade que se apresenta. O resto do banho coloque num local florido ou num matinho bem limpo. Faça três vezes por mês, ou quando desejar.

BANHO 67
Para ajudar na proteção e atrair mais sorte

Ingredientes
dois litros de água
um molho de salsa lavado e picado
folhas de anis (ou uma fava de anis-estrelado)
meio copo de um bom espumante

Preparo
Ferva, na água e por cinco minutos, o molho de salsa e o anis. Deixe amornar, coe e, no momento em que for tomar o banho, acrescente o espumante. Jogue o banho do pescoço para baixo. Deixe o banho no seu corpo por alguns minutos.

BANHO 68
Para trazer claridade ao seu dia a dia

Ingredientes
três litros de água
folhas de guiné
folhas de abre-caminho
folhas de aroeira
folhas de panaceia
folhas de bétis-cheiroso

folhas de bilreiro
sete caroços de milho vermelho

Preparo
Lave todas as ervas, junte com o milho e coloque numa panela para ferver por três minutos, com a água. Deixe esfriar e coe. Após tomar seu banho diário, despeje esse banho do pescoço para baixo. Não seque o corpo. Vista roupas brancas por dois dias. Jogue as sobras do banho num rio de águas limpas ou coloque em um matinho limpo.

Se quiser, logo após o banho faça um bom defumador com incenso, benjoim, alecrim-do-campo e alecrim-da-horta, da porta para dentro. Boa sorte.

(Faça esse banho uma vez por mês, às terças-feiras.)

BANHO 69
Para trazer prosperidade e dinheiro

Ingredientes
três litros de água mineral
três colheres, de sopa, de erva-mate (chá mate)

Preparo
Ferva a água e, a seguir, desligue o fogo. Acrescente o mate, tampe e cubra com um pano, para não perder o aroma. Deixe amornar e coe. Tome seu banho diário e jogue esse banho desde a cabeça, calmamente, pedindo que todas as negatividades, os feitiços e os bloqueios sejam quebrados, para que a prosperidade vença, que o dinheiro jorre na sua vida etc. Não se enxugue, vista roupas claras e, se quiser, acenda uma vela branca para a divindade da sua predileção. Coloque os bagaços em uma planta bem viçosa e bonita.

BANHO 70
Para atrair prosperidade,
ajudar a quem trabalha com vendas

Ingredientes
três litros de água
folhas de fortuna

um maço de macaçá
folhas de vintém
folhas de dinheiro-em-penca
folhas de amor-do-campo
três gotas de essência de sândalo

Preparo

Lave as folhas, coloque a água quente em um balde e macere as folhas nela. Guarde num local fresco até esfriar, e a seguir coe. Tome seu banho diário e logo após jogue esse banho desde a cabeça até os pés, vagarosamente, mentalizando somente coisas boas e positivas. Deixe o banho por alguns minutos no corpo até secar-se delicadamente. Jogue as sobras do banho num rio de águas limpas ou coloque em um matinho limpo.

Faça esse banho durante três dias seguidos e depois faça um banho por semana, até sentir que a parte financeira melhorou. Repita sempre que achar necessário.

(Esse banho é excelente também para as pessoas que trabalham no comércio, empresários.)

BANHO 71
Atrair prosperidade e bons negócios para pessoas que trabalham com vendas

Ingredientes

três litros de água
sete folhas de louro, verdes e limpas
sete galhos de alecrim
uma colher de sopa de anis-estrelado
uma colher de sopa de cravo-da-índia

Preparo

Ponha todos os ingredientes para ferver na água durante cinco a dez minutos. Retire do fogo e deixe esfriar. Coe. Após tomar seu banho comum, passe esse banho da cabeça aos pés, com calma. Passe suavemente no seu rosto, pedindo para ser notado(a) nos lugares onde chegar, ser bem recebido(a), conseguir fazer bons negócios, boas vendas. Peça e mentalize somente coisas boas, positivas. Saia para a luta que, com certeza, fará o melhor para prosperar e crescer! As sobras coloque numa grama ou perto de plantas floridas.

BANHO 72
Para atrair clientes e dinheiro; trazer movimento para o seu comércio

Ingredientes

três litros de água
uma colher de sobremesa de cominho
uma noz-moscada ralada
pétalas de três rosas vermelhas
21 flores sempre-vivas amarelas

Preparo

Ferva a água. Coloque os outros ingredientes e desligue o fogo. Deixe esfriar. Varra bem o seu comércio ou a sua residência e, logo após, passe um pano com esse banho em todos os cômodos. Jogue um pouco também na entrada da loja ou da sua casa, pedindo coisas boas, positivas, etc. Jogue as sobras do banho num rio de águas limpas ou coloque em um matinho limpo. Faça duas vezes por semana, durante um mês, e veja o resultado!

(Este banho é mais usual para limpar residências ou comércio, mas também pode ser usado como banho, do pescoço para baixo, antes de ser usado no comércio ou residência.)

BANHO 73
Para atrair sorte e crescimento profissional

Ingredientes

dois litros de água
300g de milho vermelho
duas colheres de sopa de semente de girassol
uma noz-moscada ralada
uma colher de sopa de canela em pau
folhas de louro

Preparo
Cozinhe o milho vermelho na água. Coe, e jogue na água as sementes de girassol, a noz-moscada, a canela em pau e as folhas de louro, e leve para ferver por dez minutos. Deixe esfriar, coe novamente e tome um banho da cabeça aos pés, vagarosamente. Mentalize somente coisas boas, positivas, crescimento e prosperidade. Jogue as sobras do banho em um matinho limpo ou coloque embaixo de uma árvore frondosa e sem espinhos. Sorte!

BANHO 74
Para ter melhor sintonia com as forças poderosas do astral

Ingredientes
dois litros de água
um copo de café forte sem açúcar
uma colher de sopa de erva-doce
uma colher de sopa de camomila
uma noz-moscada ralada

Preparo
Coloque a água numa panela e leve para ferver. Acrescente os ingredientes, desligue o fogo e tampe a panela. Quando amornar, jogue no seu corpo, do pescoço para baixo, vagarosamente, fazendo seus pedidos ao "sagrado", às forças poderosas da natureza que aí estão para nos ajudar. Deixe o banho no corpo por alguns minutos e depois enxugue-se. A seguir, acenda uma vela branca e ofereça ao seu anjo da guarda.

BANHO 75
Para dar tranquilidade no trabalho e ajudar na sua realização financeira

Ingredientes
três litros de água de cachoeira ou de fonte, bem limpa
uma colher de chá de cominho
uma colher de sopa de erva-doce

uma colher de chá de noz-moscada ralada
um pedaço médio de gengibre ralado
pétalas de três rosas amarelas

Preparo
Coloque a água num balde ou bacia e acrescente os ingredientes (macere bem as pétalas das rosas). Deixe em local fresco durante 24 horas (de preferência, se puder, deixe ficar à noite ao relento, para receber a influência da Lua e o sereno da madrugada). Coe. Tome o seu banho diário com um sabonete neutro ou sabão de coco e jogue esse banho do pescoço para baixo, com bastante calma, tranquilidade e bons pensamentos. Faça de três a cinco dias seguidos (sempre banhos frescos; faça um por dia). Depois, se sentir necessidade, faça duas a três vezes por mês. Jogue as sobras do banho em um matinho limpo ou coloque embaixo de uma árvore frondosa e sem espinhos. Felicidade e boa sorte!

(*Esse banho deve ser tomado ao nascer do dia.*)

BANHO 76
Para livrar-se das negatividades e atrair sorte

Ingredientes
dois litros de água
um litro de leite de vaca fervido
um maço de macaçá lavado e macerado
um maço de manjericão lavado e macerado
um maço de alecrim lavado e macerado

Preparo
Coloque os ingredientes numa panela, levando a ferver por dois minutos. A seguir, deixe esfriar, coe e tome um banho do pescoço para baixo. Deixe o banho agir por alguns minutos e não se enxugue totalmente. Vista roupas claras e tenha sempre bons pensamentos, não deixando o negativo sequer se aproximar de você.

BANHO 77
*Para acalmar a sua agressividade
e ajudar a viver melhor com seus semelhantes*

Ingredientes
*dois litros de água
um litro de leite de vaca fervido
dois copos de água de coco
dois colheres de sopa de mel de abelhas
um vidro de água de flor de laranjeira
três gotas de essência de maracujá*

Preparo
Ponha em uma panela a água, o leite e o mel. Deixe ferver por dois minutos e desligue o fogo. Retire, deixe amornar e acrescente a água de coco, a água de flor de laranjeira e a essência de maracujá. Tome o seu banho diário e, a seguir, despeje esse banho do pescoço para baixo, vagarosamente. Deixe o banho agir por alguns minutos em seu corpo e seque-se suavemente. Faça esse banho duas vezes por semana, durante um mês, e sentirá uma grande melhora na sua vida.

BANHO 78
*Para proporcionar calmaria,
ajudar nas adversidades da vida*

Ingredientes
*três litros de água
um litro de leite de vaca fervido
pétalas de três rosas brancas
uma colher de sopa de essência de baunilha*

Preparo
Ferva a água com o leite e as pétalas de rosas durante dois minutos. Desligue o fogo, deixe amornar, coe e acrescente a baunilha. Tome seu banho diário e jogue esse banho bem devagar do pescoço para baixo. Não se enxu-

gue, deixe o banho secar no seu corpo. Vista roupas confortáveis e procure relaxar, ouvindo boa música ou lendo um bom livro.

BANHO 79
Para limpar sua parte religiosa e atrair positividade

Ingredientes
três litros de água
sete galhos de arruda macho
sete galhos de arruda fêmea
sete cravos-da-índia
um pedaço de canela em pau

Preparo
Coloque todos os ingredientes com a água em uma panela tampada e deixe ferver por três minutos. Desligue o fogo. Esfrie, coe e passe esse banho no seu corpo, vagarosamente, do pescoço para baixo após tomar o seu banho diário.

(Compre os ingredientes suficientes para fazer três banhos, em três dias seguidos. Esse banho serve para aliviar a parte espiritual, afastar perturbações.)

BANHO 80
Para triunfar, descobrir novas possibilidades

Ingredientes
dois litros de água
sete folhas de louro
sete cravos-da-índia
uma noz-moscada ralada
uma colher de sopa de erva-doce
uma rosa vermelha aberta, bem bonita

Preparo

Ponha as ervas para ferver numa panela, por três minutos, com a água. Desligue e coloque a rosa, sem deixá-la despetalar. Tampe e ponha para esfriar; a seguir coe. Após o seu banho diário, jogue bem devagar esse banho, do pescoço para baixo, sempre com pensamento positivo. Não se enxugue e vista roupas limpas e claras. Enrole os ingredientes num pedaço de pano vermelho e despache os ingredientes numa praça, embaixo de uma árvore, com a rosa por cima.

(*Este banho é ótimo para quem trabalha no comércio ou lida com vendas.*)

BANHO 81
Para ajudar no crescimento profissional, trazer êxito, claridade

Ingredientes

dois a três litros de água
um cravo branco
uma flor de monsenhor branca
um lírio branco
cascas de maçã verde, ou três gotas de essência de maçã verde

Preparo

Coloque num recipiente a água, acrescente as flores e as cascas da maçã (se for essência, acrescente na hora do banho) e macere-as delicadamente. Deixe no sereno, se puder, ou em uma varanda, onde possa receber a brisa ou os raios da Lua durante a madrugada. Ao levantar, calada, coe o banho. A seguir, faça sua higiene diária e após passe esse banho desde a cabeça, calmamente, pedindo e mentalizando coisas positivas. Deixe o banho no corpo por alguns minutos e seque-se suavemente. Vista-se e saia com intenção e vontade de vencer, prosperar. Os restos do banho coloque numa grama limpa ou embaixo de árvore sem espinho.

(*Este banho deve ser tomado pela manhã, e você deve fazê-lo calada, sem falar com ninguém dentro de casa antes de tomar o banho.*)

BANHO 82
Para trazer energia, alegria, contentamento

Ingredientes
*dois litros de água
uma flor de monsenhor amarela
uma palma-de-santa-rita amarela
pétalas de duas rosas amarelas
gotas do perfume de sua predileção*

Preparo
Ferva a água, retire do fogo e junte as flores. Tampe, espere esfriar e macere-as bem, deixando em infusão por umas duas horas. Coe e acrescente o perfume. Tome seu banho e a seguir jogue esse, delicadamente da cabeça aos pés, mentalizando força, energia, felicidade. Deixe o banho no corpo por algum tempo, e a seguir seque-se suavemente. Vista roupas coloridas e saia para viver uma vida com olhos de alegria. Sorte!
    Os restos do banho coloque numa grama limpa ou embaixo de árvore sem espinho.

BANHO 83
Para atrair sorte e pessoas que possam ajudá-lo na sua vida profissional

Ingredientes
*dois litros de água
uma colher de sopa de anis-estrelado
uma colher de café de cominho
pétalas de três rosas-chá*

Preparo
Coloque em uma panela a água, o anis, o cominho e as pétalas de rosa. Deixe ferver por cinco minutos. Ao esfriar, coe e tome um banho do pescoço para baixo. Deixe o banho no corpo por alguns minutos e seque-se suavemente. Saia para fazer bons negócios, com pensamentos bem positivos. Se quiser, repita por três dias seguidos. Os restos do banho coloque numa grama limpa ou embaixo de árvore sem espinho.

BANHO 84
Para atrair amizade, tornar-se mais sociável
(ideal para pessoas tímidas)

Ingredientes
três litros de água
uma flor de bico-de-papagaio
uma folha de mutamba
um maço de alecrim

Preparo
Lave bem todas as folhas e coloque num recipiente com a água. Macere-as bem e deixe repousar por algumas horas, em local fresco. Coe. Após o seu banho diário, tome esse banho da cabeça aos pés, vagarosamente, passando suavemente pelo rosto e mentalizando contato com novas pessoas, socialização. Deixe secar o banho no corpo e saia, com a intenção de ser visto(a) e fazer novas amizades. Os restos do banho coloque numa grama limpa ou embaixo de árvore sem espinho.

Repita por cinco dias, em dias alternados, sempre com ingredientes frescos. Viva, seja feliz e faça novas pessoas também felizes!

BANHO 85
Ajudar a fascinar, encantar, chamar a atenção onde chegar

Ingredientes
água de cachoeira
margaridas amarelas
flores de amor-perfeito
uma colher de chá de canela em pó
gotas do seu perfume favorito

Preparo

Coloque a água num balde ou bacia e macere nela as flores, delicadamente. Deixe de infusão da noite para o dia (se puder, deixe no sereno). Coe e acrescente a canela e o perfume. Mexa bem. Tome seu banho diário e passe esse calmamente no corpo, não esquecendo de passar suavemente no rosto, mentalizando os olhares para seu encantamento, sua beleza. Deixe secar por alguns minutos e vista-se. Saia e sinta toda a magia que esse banho produz. Se quiser faça duas vezes por semana, sempre usando ingredientes frescos. Os restos do banho coloque numa grama limpa ou embaixo de árvore sem espinho.

(Faça esse banho de preferência quando for a algum grande evento ou desejar "chegar, chegando".)

BANHO 86
Para ativar, energizar, movimentar a sua vida

Ingredientes
três litros de água
um maço de hortelã
folhas de desata-nó
uma colher, de chá, de noz-moscada

Preparo

Lave bem as folhas e macere-as na água. Deixe em repouso por uma a duas horas. Coe e, após tomar seu banho diário, passe esse banho com tranquilidade pelo seu corpo, pedindo às forças positivas energia e movimento para o seu dia a dia, para a sua vida. Deixe o banho por alguns minutos no seu corpo antes de se enxugar suavemente. Repita por cinco dias seguidos. Os restos do banho coloque numa grama limpa ou embaixo de árvore sem espinho.

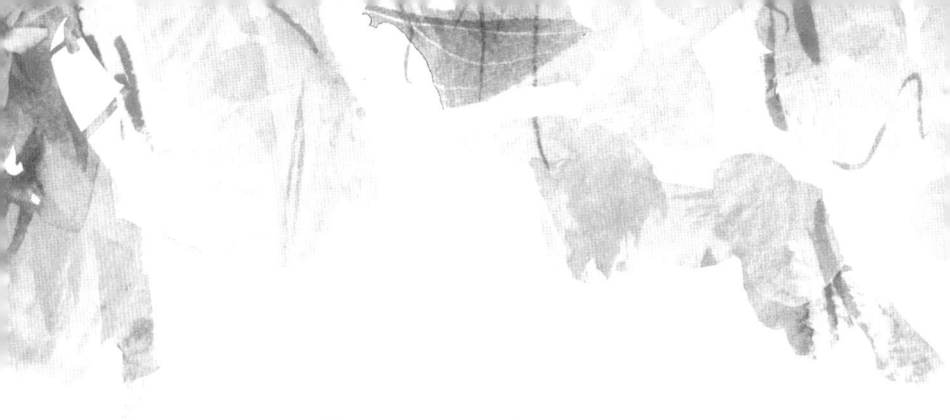

Banhos Poderosos para o amor

(Para atração, sedução, conquistas e proteção)

Não tenha medo de usar de "segundas intenções" se estiver junto com o seu amor, ou tentando conquistar o coração de alguém solitário como você!

Folhas, flores, ervas, especiarias e essências são artigos que ajudam na atração, na sedução, nas conquistas, e que também dão proteção. Seus banhos fortalecem seu corpo e o preparam para chamar para si o magnetismo, o encantamento e a felicidade.

Para afastar as energias negativas, nada é mais prazeroso que um banho quentinho, que relaxa e acomoda melhor nossas energias positivas.

Mas também são muito bons e necessários os banhos que ajudem a estimular, que têm a magia de ativar ou de reativar a sensualidade e a sexualidade do homem ou da mulher, para afastar as dificuldades do dia a dia.

Procure criar um clima todo especial antes de seu banho de encantamento, pois as energias mágicas agem positivamente e de acordo com as suas intenções. Use todo o seu poder de sedução e sensualidade. Crie um certo mistério, usando uma roupa especial, com uma bebida especial, velas perfumadas. Aja de modo luxurioso, para que as forças astrais tragam momentos inesquecíveis.

Faça banhos perfumados, afrodisíacos, de flores, de frutas, de essências, enfim, de tudo que traga e produza uma ocasião inesquecível.

BANHO 87
Afrodisíaco e energético

Ingredientes
dois litros de água fervida e quente
um pedaço pequeno de gengibre fresco

Preparo
Rale o gengibre, coloque num pano branco e esprema. Recolha uma colher de sobremesa do sumo e coloque na água fervida. Tampe e deixe esfriar. Após seu banho diário, jogue esse banho do pescoço até os pés, vagarosamente. Seque-se suavemente.

(*O gengibre tem propriedades afrodisíacas, é estimulante e revigorante. Mas, se você tem pele muito sensível, não é recomendável o seu uso.*)

BANHO 88
Para atração

Ingredientes
três litros de água (de preferência de cachoeira)
uma rosa amarela
uma colher de sopa de açúcar
duas colheres de sopa de semente de girassol
uma maçã vermelha ralada com casca
três gotas de essência de patchuli
três gotas de essência de rosas vermelhas

Preparo

Ponha para ferver a água. Desligue o fogo e acrescente os ingredientes, deixando para colocar as essências quando o banho amornar. Coe. Tome seu banho normal e jogue esse do pescoço para baixo, pedindo encantamento, que seja notado(a) onde chegar, sucesso. Não se esqueça de banhar o rosto, com as mãos, vagarosamente. Não se enxugue e procure ficar com o banho no corpo por duas a três horas. Vista-se e saia para atrair coisas boas e positivas!

Repita duas vezes por mês ou quando necessitar. Deposite o resto do banho em um jardim, gramado ou embaixo de uma árvore sem espinhos.

BANHO 89
Para arrumar um amor

Ingredientes

um recipiente redondo, amarelo, de louça
três colheres de açúcar cristal
cinco laranjas-lima
pétalas de cinco rosas amarelas
três gotas de essência de sândalo
uma vela amarela

Preparo

Escreva o seu nome cinco vezes, a lápis, num papel, e coloque no recipiente. Esprema as laranjas e coe, retirando todos os caroços. Adicione o açúcar cristal por cima do papel e cubra com o sumo das laranjas, com as pétalas das rosas e com as gotas da essência. Coloque num local alto, dentro de sua casa, e acenda a vela num prato, ao lado. Converse com as deusas do amor, pedindo que elas coloquem na sua vida, no seu caminho, um amor verdadeiro, amigo, uma pessoa honesta etc. Quando a vela apagar, misture todos os ingredientes com as mãos e, após tomar seu banho diário, passe esse banho calmamente no seu corpo, do pescoço para baixo, sempre mentalizando coisas positivas e alegres. Deixe o banho secar no corpo por dez minutos e, a seguir, tome um outro banho, com um sabonete bem perfumado. Leve as sobras e coloque numa praça movimentada ou embaixo de uma árvore bem florida. Se você puder colocar perto de uma cachoeira ou de um riacho, seria o ideal. Saia, vá passear, mostre-se, divirta-se, pois esse banho é um grande atrativo. Sorte!

(Faça esse presente em Lua Nova ou Crescente, de preferência num sábado ou domingo.)

BANHO 90
Para atrair um amor

Ingredientes
dois litros de água mineral
uma fava de baunilha
três gotas de essência de rosas
sete cravos-da-índia
três pedaços de canela em pau
três colheres de sopa de açúcar mascavo
uma maçã cortada em quatro

Preparo
Ferva tudo na água mineral. Retire, deixe esfriar e coe. Jogue esta água do pescoço para baixo, depois do banho comum. Faça esse ritual calmamente e vá mentalizando todo o amor que deseja e todos os sentimentos bons e positivos que podem vir através dele. Não se enxágue e aguarde alguns minutos antes de secar o corpo. Leve as sobras e coloque em local alto, aos pés de uma árvore sem espinhos.

BANHO 91
Para "chamar" o amor para a sua vida

Ingredientes
cinco litros de água
cinco pedaços de canela em pau
cinco anis-estrelados
três colheres de chá de pó de sândalo
cinco cravos-da-índia
três colheres de chá de açúcar mascavo
gotas do seu perfume preferido (menos alfazema)

Preparo
Coloque a água para ferver. Quando entrar em ebulição, acrescente a canela, os cravos e o anis, e tampe. Deixe ferver por mais cinco minutos. Des-

ligue e acrescente o açúcar e o sândalo. Deixe esfriar por algumas horas e coe. A seguir, acrescente o perfume. Logo após o seu banho matinal, tome esse banho da cabeça aos pés, vagarosamente, pedindo para abrir os seus caminhos para o amor, para a felicidade, que ele traga sedução, que provoque muita atração e que onde você chegar seja logo notado(a). As sobras do banho coloque num pedacinho de pano colorido e deixe num jardim bem bonito.

BANHO 92
Para conquistar seu homem ou sua mulher

Ingredientes
dois litros de água
um molho de salsa bem lavado
uma noz-moscada ralada

Preparo
Ponha a água numa panela e acrescente o molho de salsa cortado em sete pedaços e a noz-moscada. Se já tiver interesse em alguém, escreva o nome em um pedaço de papel e coloque dentro do banho. Deixe descansar por uma hora e leve para ferver por três minutos. Coe e tome morninho, do pescoço para baixo. Deixe o banho penetrar na pele para agir. Seque-se suavemente. Após o banho, se quiser, acenda uma vela rosa (tenha cuidado no local onde vai acender a vela). Vista-se com uma bela roupa e vá à conquista!

BANHO 93
Para enlouquecer seu homem/sua mulher

Ingredientes
três litros de água
folhas de pitangueira
pétalas de rosa vermelha
gotas do seu perfume favorito
açúcar cristal

Preparo
Coloque em uma panela a água com as folhas da pitangueira e o açúcar cristal. Deixe ferver por cinco minutos e tire do fogo. Deixe amornar e acrescente as pétalas da rosa vermelha e o seu perfume. Coe. Tome um banho com um sabonete perfumado e jogue esse banho do pescoço para baixo, mentalizando o desabrochamento da sua sensualidade. Não se enxugue, deixe o banho agir. As sobras do banho coloque num gramado ou embaixo de uma árvore sem espinhos.
Vista-se lindamente e conquiste! Faça de quinze em quinze dias, durante dois meses e... seja feliz!

BANHO 94
Para enlouquecer seu homem/sua mulher ou ajudar a abrir os caminhos para novas conquistas

Ingredientes
cinco litros de água
uma flor de girassol
cinco flores de laranjeira
cinco pedaços de canela em pau
uma colher de sopa de noz-moscada ralada
cinco rosas vermelhas despetaladas
gotas do seu perfume preferido

Preparo
Coloque a água numa panela com todos os ingredientes, exceto o perfume, e deixe ferver por dez minutos. Desligue e espere amornar. A seguir, coe, junte o perfume e despeje sobre o seu corpo, após tomar seu banho diário. Não se enxugue. Deixe o banho agir no seu corpo, sempre mentalizando coisas boas e felicidade. Repita duas vezes durante um mês, ou faça novamente quando sentir necessidade. O resto do banho coloque num gramado ou embaixo de uma árvore sem espinhos.

BANHO 95
Para aumentar o seu poder de sedução

Ingredientes
três litros de água
folhas de coentro
um galho de manjericão
sete rosas vermelhas despetaladas
sete pedaços de canela em pau
sete cravos-da-índia
um pedaço de gengibre picado bem pequeno (ou ralado)
uma maçã vermelha picada
uma garrafa de espumante rosê

Preparo
Ponha os ingredientes para ferver, exceto o manjericão, por dez minutos. Desligue o fogo, deixe amornar e coloque o manjericão macerado. Coe. Tome seu banho e logo após despeje esse banho pescoço para baixo, banhando um pouco o rosto. O resto do banho coloque num gramado ou embaixo de uma árvore sem espinhos.

(Este banho serve também para abrir os caminhos para as conquistas. De preferência faça numa quinta-feira de Lua Crescente ou Cheia.)

BANHO 96
Para sedução, conquistas

Ingredientes
cinco morangos pouco amassados
uma maçã batida no liquidificador com casca
uma colher de chá de canela em pó
uma colher de sopa de açúcar
três gotas de essência de pitanga
três gotas de essência de rosas vermelhas
três gotas de essência de rosas brancas

Preparo

Ferva os morangos com a maçã, a canela e o açúcar por uns dez minutos. Desligue o fogo e deixe amornar. Coe e acrescente as essências. Tome seu banho diário e jogue esse banho do pescoço para baixo, deixando secar no corpo. Deixe esse banho no seu corpo por pelo menos cinco a seis horas. Nesse período, procure vestir roupas bem clarinhas. As sobras do banho coloque num pedacinho de pano colorido e deixe num jardim bem bonito.

BANHO 97
Para atrair e excitar ainda mais o seu amor

Ingredientes

três litros de água
uma flor de girassol
alguns carrapichos
uma colher de sopa de açúcar mascavo
uma colher de sopa de noz-moscada ralada
uma colher de sobremesa de erva-doce
sete cravos-da-índia
uma gema de ovo
gotas do seu perfume preferido
um pedaço pequeno de gengibre ralado

Preparo

Coloque a água para ferver. Desligue e acrescente a flor de girassol, os carrapichos, a noz-moscada, o açúcar mascavo e a erva-doce. Deixe esfriar e acrescente a gema, o gengibre e o perfume. Após seu banho diário, jogue esse banho desde o pescoço, passando um pouco no rosto, vagarosamente, para produzir maior atração, mentalizando momentos especiais com seu(sua) amado(a). As sobras do banho coloque em um pedaço de pano colorido e pendure numa árvore, num jardim ou numa mata bonita e limpa. Deixar secar por alguns minutos e depois enxugar-se levemente.

(Esse banho é excelente quando feito em Lua Cheia ou Crescente, de preferência num sábado ou domingo.)

BANHO 98
Para atração, despertar interesse

Ingredientes
três litros de água
uma maçã vermelha picada
três colheres de sopa de mel
sete jasmins (flores) despetalados
uma rosa vermelha despetalada
uma rosa amarela despetalada
uma taça de espumante de boa qualidade
folhas de guiné

Preparo
Coloque a água para ferver e acrescente os ingredientes, exceto o espumante. Apague o fogo e deixe em infusão. Quando esfriar, coe e junte o espumante. Tome seu banho diário e jogue esse banho do pescoço para baixo. Mentalize coisas positivas: um amor em sua vida, uma paixão ardorosa, conseguir o amor de alguém que já está em seu caminho. Se quiser, no momento do banho, deixe acesa uma vela vermelha, representação do amor, da energia. As sobras do banho coloque num pedaço de pano colorido e deixe num jardim bem bonito. Repita toda semana, durante um mês, ou até conseguir o que deseja.

BANHO 99
Para atrair e enfeitiçar
um homem ou uma mulher

Ingredientes
três litros de água
um maço de salsa
pétalas de três rosas vermelhas
sete pedaços de gengibre
sete pedaços de canela em pau
flores sempre-vivas

Preparo

Lave bem a salsa e pique-a. Coloque a água em uma panela e ponha todos os ingredientes para ferver durante três minutos. Desligue, deixe ficar morninho e coe. Tome o seu banho diário e depois passe esse banho pelo seu corpo, do pescoço até os pés. Deixe o banho agir durante alguns minutos e após seque-se levemente. Se você gostar, acenda após o banho uma vela vermelha, de preferência perfumada. Faça esse banho durante cinco dias seguidos, a cada dia fazendo um novo banho, em Lua Crescente. Leve as sobras e coloque em local alto, aos pés de uma árvore sem espinhos.

BANHO 100
Para exalar sensualidade, fazer conquistas

Ingredientes

cinco litros de água (se puder ser água de cachoeira, muito melhor)
duas gotas de essência de sálvia
duas gotas de essência de sândalo
duas gotas de essência de rosas brancas
duas gotas de essência de ylang-ylang
duas gotas de essência de patchuli

Preparo

Coloque num recipiente a água e acrescente as essências. Tampe e deixe descansar por uma hora. Após seu banho comum, passe esse banho vagarosamente no seu corpo, desde a cabeça. Não seque o seu corpo. Deixe o aroma penetrar em sua pele. Vista-se e saia para a conquista! O resto do banho coloque num gramado ou embaixo de uma árvore sem espinhos.

BANHO 101
Ajuda para superar o término de um casamento, de um noivado

Ingredientes

três litros de água
erva-pombinha
arroz com casca

um copo de vinho tinto
duas colheres de sopa de erva-doce
um maço de manjericão miúdo

Preparo
Leve ao fogo uma panela com a água e os outros ingredientes. Deixe ferver por três minutos. Tire do fogo, deixe amornar e coe. Tome seu banho diário e jogue esse do pescoço aos pés, bem devagar. Deixe o banho durante alguns minutos no corpo e, a seguir, seque-se suavemente. Ponha uma roupa confortável e relaxe, esquecendo os tumultos do dia a dia. Acenda uma vela prata ou rosa. Viva cada dia de uma vez, pois tudo tem solução. O resto do banho coloque num gramado ou embaixo de uma árvore sem espinhos.

BANHO 102
Para acalmar o ciúme do seu amor

Ingredientes
três litros de água
sete rosas em botão, cor-de-rosa
sete rosas brancas
14 pedacinhos de papel com o nome do(a) seu(sua) amado(a), escrito a lápis
um vidro de água de flor de laranjeira
duas colheres de sopa de açúcar

Preparo
Abra delicadamente as rosas e coloque dentro de cada uma um pedaço de papel com o nome da pessoa amada. Leve uma panela ao fogo com a água e deixe ferver em fogo brando. Desligue o fogo e coloque a água de flor de laranjeira, o açúcar e, cuidadosamente, as rosas. Tampe e deixe amornar. Coe. Após tomar seu banho diário, passe esse banho no seu corpo, do pescoço para baixo, vagarosamente, e mentalizando os seus desejos. Deixe o banho agir por alguns minutos no corpo e, após, enxugue-se delicadamente. No dia seguinte, leve as rosas e coloque à sombra, embaixo de uma árvore frondosa, pedindo às forças positivas da natureza que acalmem, que abrandem o ciúme do seu amor.

BANHO 103
Para neutralizar e serenar as guerras conjugais, trazendo uma harmonia perfeita

Ingredientes
três litros de água de cachoeira ou mineral
flores de colônia (podem ser desidratadas)
um vidro de água de flor de laranjeira
três gotas de essência de baunilha ou uma fava de baunilha picada

Preparo
Macere as flores na água e acrescente os demais ingredientes. Deixe em repouso por uma noite, de preferência no sereno ou em local arejado. Coe e, após tomar seu banho matinal, jogue esse banho calmamente da cabeça aos pés. Deixe o banho agir no corpo e não se enxugue. Passe a toalha levemente e vista-se. Se gostar, acenda uma vela amarela, pedindo que as forças do amor neutralizem as brigas. Procure fazer uma vez por semana, durante um mês.

(Este banho é ideal para trazer alívio para o estresse.
Ele também pode abrir e fortalecer suas defesas contra as fraquezas, aprendendo assim a lidar com os seus conflitos pessoais.)

BANHO 104
Para ser notado(a), "aparecer" mais

Ingredientes
dois litros de água
um molho de salsa lavado
21 cravos-da-índia
uma colher de sopa de açúcar mascavo

Preparo
Coloque para ferver durante alguns minutos a água com a salsa bem picadinha, os cravos e o açúcar. Retire e deixe esfriar um pouco, coando a seguir. Tome seu banho diário. Passe com as mãos este banho, bem morninho, no

seu corpo, do pescoço para baixo, vagarosamente. Deixe o banho agir por alguns minutos antes de se enxugar. Acenda, após o banho, uma vela vermelha. No dia seguinte, leve o resto do banho e coloque num matinho limpo.

BANHO 105
Para a pessoa amada sentir tesão somente por você

Ingredientes
três litros de água
uma colher de sopa de noz-moscada ralada
uma colher de sopa de mel
flores de amor-perfeito
um pedaço médio de gengibre ralado
uma lata de cereja em calda (use a calda toda e somente sete cerejas)

Preparo
Coloque na panela a água com os outros ingredientes. Deixe ferver por cinco minutos, deixe amornar e coe. Após seu banho diário, passe esse pelo seu corpo, delicadamente, do pescoço até os pés. Deixe o banho secar no seu corpo e passe a toalha suavemente. Vista-se para agradar seu amor e para mantê-lo bem aceso por você. No dia seguinte, leve o resto do banho e coloque num matinho limpo.

BANHO 106
Para conquistar alguém muito especial

Ingredientes
cinco litros de água (de preferência água de cachoeira)
uma colher de sopa de açúcar, mel ou melado
uma colher de sopa de gengibre ralado
uma colher de chá de noz-moscada ralada
cinco cravos-da-índia, sem as cabecinhas
cinco lascas de canela em pau
gotas de um perfume bem afrodisíaco

Preparo
Coloque a água para ferver com os ingredientes, exceto o perfume, por cinco minutos. Deixe amornar, coloque o perfume e coe. Tome seu banho diário e jogue esse banho do pescoço para baixo, mas banhando um pouco o rosto, com bastante calma, e pensamentos especiais na pessoa a ser conquistada. Não enxugue o corpo, deixe o banho secar na sua pele. Vista-se, perfume-se e saia para atrair o amor tão desejado. Sorte e muito amor! No dia seguinte, leve o resto do banho e coloque num matinho limpo.

(Este banho é ideal para ser tomado quando você for encontrar a pessoa que deseja conquistar. Faça em Lua Cheia ou Nova, duas vezes por mês, ou quando achar necessário.)

BANHO 107
Para esquentar sua relação sexual

Ingredientes
três litros de água
flores de amor-perfeito
pétalas de três rosas vermelhas
pétalas de três rosas amarelas
duas raízes de dandá-da-costa, raladas
três gotas de essência de verbena (ou folhas de verbena)

Preparo
Ponha todos os ingredientes numa panela e leve para ferver durante cinco minutos. Desligue, deixe amornar e coe. Tome seu banho e passe esse no seu corpo, vagarosamente, do pescoço para baixo. Deixe o banho no seu corpo durante algum tempo e seque-se suavemente. No dia seguinte, leve o resto do banho e coloque num matinho limpo.

(Faça esse banho momentos antes de ir dormir com o seu amor. Sorte!!!)

BANHO 108
Tornar a vida sexual mais ativa e mais agradável

Ingredientes
três litros de água
folhas de anis
um maço de manjericão branco
três pedaços médios de gengibre
três gotas de essência de almíscar

Preparo
Lave bem as folhas e macere-as. Ponha a água na panela e junte as folhas e o gengibre. Deixe ferver por cinco minutos e desligue o fogo. Acrescente a essência, coe e deixe amornar. Acenda uma vela amarela. Tome seu banho diário e jogue esse, vagarosamente, do pescoço para baixo. Não se enxugue, deixando o banho agir no seu corpo. Coloque uma linda camisola e... sucesso! No dia seguinte, leve o resto do banho e coloque num matinho limpo.

BANHO 109
Para conseguir aquela pessoa tão desejada

Ingredientes
três litros de água
folhas de anis
flor de amor-perfeito
uma flor de girassol
sete anis-estrelados
uma colher de chá de canela em pó
uma colher de chá de pimenta branca em pó
carrapicho
folhas de avenca

Preparo

Lave bem as folhas e coloque numa panela com a água e os demais ingredientes. Deixe ferver por cinco minutos, desligue e deixe amornar. Coe. Após tomar seu banho diário, passe delicadamente esse banho no seu corpo, do pescoço até os pés. Deixe o banho secar no seu corpo e vá fazendo seus pedidos às forças positivas da natureza. Se quiser, acenda duas velas amarelas bem juntinhas, representando a união perfeita de você com a pessoa tão desejada. (Acenda as velas com segurança, para não ter problemas.) Saia para a conquista! No dia seguinte, leve o resto do banho e coloque num matinho limpo.

BANHO 110
Para chamar a atenção, ser mais notado(a) onde chegar

Ingredientes
três litros de água mineral ou de cachoeira
uma maçã vermelha ralada com casca
um pedaço de gengibre ralado
folhas ou flores de agarradinho (amor-agarradinho)
um molho de macaçá
três gotas de essência de sândalo
folhas de patchuli
pétalas de uma rosa vermelha
cinco gotas de um bom perfume

Preparo
Macere o agarradinho, o macaçá, o patchuli e as pétalas de rosa vermelha na água. Acrescente o restante dos ingredientes e deixe descansar em local fresco por duas horas. A seguir coe e, após tomar o banho diário, jogue esse banho do pescoço para baixo, banhando o rosto também, vagarosamente. Não se enxugue, deixe o perfume e a energia do banho agirem no seu corpo. Mentalize coisas positivas, atração, sensualidade, e saia para as conquistas. No dia seguinte, leve o resto do banho e coloque num matinho limpo.

BANHO 111
Para atrair um(a) bom(boa) companheiro(a)

Ingredientes
três litros de água
folhas de canela
folhas de cravo-da-índia
uma colher de sopa de erva-mate
sete folhas de louro verdes
uma colher de chá de pimenta branca em pó
três gotas de essência de patchuli

Preparo
Lave bem as folhas e coloque, juntamente com a erva-mate, as folhas de louro e a pimenta, numa panela, com a água. Deixe ferver por cinco minutos. Após amornar, coe e junte a essência. Depois do seu banho diário, passe esse banho, calmamente, pelo seu corpo, do pescoço até os pés. Deixe o banho por alguns minutos e seque-se suavemente. Saia para agitar! No dia seguinte, leve o resto do banho e despache em local limpo, de preferência embaixo de uma árvore ou num jardim.

BANHO 112
Para encantamento, sensualidade

Ingredientes
cinco litros de água
um molho de salsa lavado
uma colher de sopa de semente de girassol
três pedaços de dandá-da-costa, ralados
uma colher de sopa de açúcar mascavo

Preparo
Leve ao fogo a água com o molho de salsa bem macerado, a semente de girassol e o dandá-da-costa. Deixe ferver por cinco minutos, desligue o fogo e coloque o açúcar mascavo. Deixe amornar e coe. Após tomar seu banho

diário, passe esse do pescoço para baixo, jogando bem devagar. Deixe o banho ficar no corpo por alguns minutos e seque-se com suavidade. No dia seguinte, leve o resto do banho e despache em local limpo, embaixo de uma árvore ou num jardim.

BANHO 113
Para promover alegria e paz no seu dia a dia

Ingredientes
três litros de água
dois molhos de salsa lavados
uma colher de sopa de alecrim-da-horta seco
uma maçã vermelha, bem bonita
casca de maçã seca

Preparo
Coloque a água numa panela, acrescente a salsa e o alecrim picados, as cascas de maçã e a maçã bem picada. Deixe ferver por cinco minutos. Desligue o fogo, deixe amornar e coe. Após tomar seu banho diário, jogue vagarosamente esse banho no corpo, do pescoço para baixo. Não se enxugue totalmente. Vista roupas claras ou com estampadinho bem suave para trazer alegria ao seu visual. No dia seguinte, leve o resto do banho e despache em local limpo, embaixo de uma árvore ou num jardim.

BANHO 114
Para ativar seu desejo sexual

Ingredientes
três litros de água
folhas de pau-d'alho
cipó-cravo
cipó-canela
cipó-chumbo

Preparo

Ponha a água numa panela com os ingredientes acima e leve para ferver por cinco minutos. Desligue o fogo e coe quando ficar morno. Tome seu banho diário e passe esse banho com as mãos, do pescoço para baixo, bem devagar, sentindo cada parte do seu corpo. Use o seu pensamento positivo, seus desejos. Não se enxugue, deixe o banho agir até secar no seu corpo. No dia seguinte, leve o resto do banho e despache em local limpo, embaixo de uma árvore ou num jardim.

BANHO 115
Banho para encantamento e sedução

Ingredientes

dois litros de água
um molho de salsa lavado
uma colher de sopa de camomila
uma colher de sopa de gergelim
duas colheres de sopa de açúcar cristal

Preparo

Coloque a água em uma panela com os outros ingredientes. Ferva durante cinco minutos. Tire do fogo e deixe amornar. Coe. Tome seu banho normal e, logo após, passe com as mãos esse banho, do pescoço para baixo. Não se enxugue imediatamente, deixe o banho agir. Saia, divirta-se e veja o encantamento, a magia que a vida nos proporciona e que esse banho ajuda a melhorar. No dia seguinte, leve o resto do banho e despache em local limpo, embaixo de uma árvore ou num jardim.

BANHO 116
Para ativar ainda mais o seu lado sensual

Ingredientes

três litros de água
um molho de salsa lavado
pétalas de três rosas vermelhas (se puder use rosas de jardim)

uma fava de pichurim ralada
meio vidro de água de flor de laranjeira

Preparo
Ponha em uma panela a água, o molho de salsa bem macerado, as pétalas das rosas e a fava ralada. Deixe descansar por meia hora e logo após leve para ferver. Retire do fogo, deixe amornar e coe. Na hora em que for tomar o banho, acrescente a água de flor de laranjeira, e passe esse banho no seu corpo com as mãos, do pescoço para baixo. Deixe-o agir por alguns minutos, vista-se e saia para atrair um amor. No dia seguinte, leve o resto do banho e despache em local limpo, embaixo de uma árvore ou num jardim.

BANHO 117
Para ajudar no equilíbrio, trazer vitalidade no amor

Ingredientes
três litros de água
um molho de salsa lavado e picado
pétalas de três rosas vermelhas
uma colher de sopa de mel (ou melado)
perfume de sua preferência
três gotas de essência de verbena

Preparo
Misture a água com a salsa bem picada, as pétalas e o mel ou melado, e leve para ferver por cinco minutos. A seguir, retire do fogo, deixe esfriar e coe. Quando for tomar o banho, acrescente o perfume e a essência, e jogue do pescoço para baixo. Deixe o banho secar no seu corpo por alguns minutos, para que os elementos possam penetrar na sua pele e agir positivamente.

BANHO 118
Para atração, aumentar a sensualidade

Ingredientes
três litros de água
um molho de salsa lavado
uma flor de girassol
pétalas de três rosas amarelas
folhas de funcho (anis)

Preparo
Numa panela coloque a água, a salsa bem macerada, as pétalas das rosas, as folhas de funcho e a flor de girassol, cuidadosamente, para não quebrá-la. Deixe descansar por meia hora e, a seguir, leve para ferver por cinco minutos. Tire do fogo, deixe amornar e coe. Após tomar seu banho diário, jogue este banho, vagarosamente, do pescoço para baixo. Deixe o banho agir por alguns minutos, para os elementos penetrarem e agirem no seu dia a dia.

BANHO 119
Para atrair o amor de uma pessoa difícil

Ingredientes
três litros de água
um molho de funcho
uma fava garra-do-diabo
um pedaço de gengibre ralado
uma colher de sopa de semente de girassol
sete folhas de louro

Preparo
Coloque numa panela a água com os outros ingredientes e deixe ferver por três minutos. Desligue e deixe esfriar. Coe. Após seu banho, tome esse banho, da cabeça aos pés, bem vagarosamente. Não se enxugue durante alguns minutos.

BANHO 120
Chamar atenção onde chegar

Ingredientes
*três litros de água
um molho de salsa lavado e bem picado
três colheres de sopa de açúcar
seis colheres de sopa de água
meio copo de calda de pêssego*

Preparo
Coloque numa panela, em fogo baixo, o açúcar e deixe dourar levemente. Acrescente as seis colheres de água e faça uma calda caramelada. A seguir, ponha a salsa picadinha e os três litros de água. Deixe ferver rapidamente e retire do fogo. Após ficar bem morninho, ponha a calda do pêssego e coe. Tome seu banho diário e passe esse banho no seu corpo, com as mãos, do pescoço para baixo, suavemente. Não se enxugue totalmente, deixe a influência do banho agir no seu corpo. Saia para conquistar!

BANHO 121
Levantar o astral

Ingredientes
*três litros de água
um molho de salsa lavado e picado
algumas flores sempre-vivas (podem ser coloridas)
uma colher de chá de canela em pó
uma colher de chá de noz-moscada ralada*

Preparo
Numa panela com a água coloque os ingredientes acima e leve para ferver por uns três minutos. Retire do fogo e deixe esfriar. Coe. Tome seu banho diário e a seguir jogue esse banho do pescoço para baixo, vagarosamente. Não se enxugue totalmente.

BANHO 122
Para tentar recuperar aquele amor perdido

Ingredientes
*três litros de água
um molho de funcho
um molho de macaçá (catinga-de-mulata)
folhas de guaraná (ou uma colher de chá de pó de guaraná)
sete galhinhos de hortelã
duas colheres de sopa de melado ou um copo de caldo de cana*

Preparo
Lave bem as folhas. Leve ao fogo, em uma panela com a água, todas as folhas, bem maceradas. Deixe ferver por três minutos e desligue o fogo. Coe e acrescente o melado ou o caldo de calda. Tome seu banho diário e jogue esse do pescoço para baixo, suavemente. Deixe o banho no seu corpo por alguns minutos e depois seque-se suavemente.

BANHO 123
Para atração, fixar a sua sensualidade

Ingredientes
*três litros de água
um molho de salsa macerado
um galho de alecrim lavado e macerado
algumas flores de dama-da-noite
uma colher de sopa de mel*

Preparo
Leve para ferver, na água, a salsa, o alecrim e as flores. Deixe ferver por três minutos e a seguir retire do fogo. Quando amornar, acrescente o mel, coe e tome esse banho do pescoço para baixo, com tranquilidade. Deixe o banho no seu corpo por alguns minutos e não se enxugue totalmente.

BANHO 124
Para segurar aquela "paixão à primeira vista"

Ingredientes
três litros de água
uma flor de bem-me-quer
flores de amor-perfeito
uma flor de angélica
uma flor de copo-de-leite
erva-de-passarinho
um maço de macaçá (catinga-de-mulata)
flor ou folhas de jasmim
duas colheres de sopa de mel

Preparo
Lave bem as flores e as folhas. Coloque todas elas numa panela com a água e leve para ferver por cinco minutos. Desligue o fogo e acrescente o mel. Deixe esfriar e coe. Após tomar seu banho diário, passe esse com as mãos pelo seu corpo todo, do pescoço para baixo. Banhe suavemente o seu rosto. Deixe o banho no seu corpo por alguns momentos e enxugue-se suavemente.
(*Bateu o olho, gamou!*
Vamos segurar esse amor enquanto ele for bom ou, quem sabe, para sempre!)

BANHO 125
Para mulher solteira arranjar um amor

Ingredientes
dois litros de água
folhas de malva
folhas de manjericão branco
folhas de jasmim
três gotas de essência de verbena

Preparo

Lave bem as folhas e macere-as. Leve para ferver, na água, durante três minutos. Deixe esfriar, acrescente a essência e coe. Acenda uma vela amarela e, após seu banho diário, jogue esse banho do pescoço para baixo, suavemente, mentalizando um amor. Não se enxugue durante alguns minutos. Se quiser, repita esse banho durante três dias seguidos (nesse caso, compre material para os três banhos, pois eles devem ser feitos a cada dia).

BANHO 126
Para trazer paz e cortar as discórdias com o seu amor

Ingredientes

três litros de água
três ramos de flor de angélica
um pouco de pichurim ralado
uma colher de sopa de noz-moscada ralada
uma colher de sopa de açúcar cristal

Preparo

Coloque a água numa panela. Deixe ferver e ponha os outros ingredientes. Tampe, desligue o fogo e deixe esfriar, até ficar morninho. Após coar, tome esse banho do pescoço para baixo. Não se enxugue totalmente.

(*Este banho vai lhe proporcionar viver em harmonia e em perfeita sintonia com o(a) seu(sua) amado(a).*)

BANHO 127
Para trazer alegria ao seu relacionamento

Ingredientes

dois litros de água
várias violetas de qualquer cor
algumas hortênsias
amor-do-campo
pétalas de rosa branca, amarela e vermelha

Preparo
Ponha a água com as flores em uma panela, e coloque em fogo brando. Quando começar a ferver, apague o fogo e tampe a panela. Deixe esfriar, coe e tome um banho do pescoço para baixo, com bastante calma, tendo somente bons pensamentos. A alegria vai fazer brilhar o seu relacionamento amoroso.

BANHO 128
Para revigorar, ativar a parte sexual

Ingredientes
três litros de água
flores "desperta"
folhas de vence-tudo
um copo de guaraná natural líquido

Preparo
Lave bem as folhas e flores, e macere-as. Coloque num balde com a água e acrescente o guaraná. Deixe descansar por mais ou menos uma hora. Tome seu banho diário e depois jogue esse do pescoço para baixo. Faça por três dias seguidos, uma vez por mês, ou quando sentir necessidade de melhorar o seu relacionamento.

BANHO 129
Para ter sucesso nas relações afetivas

Ingredientes
três litros de água
folhas de mil-homens
folhas de mãe-boa
folhas de sabugueiro
folhas de erva-de-passarinho

Preparo
Lave muito bem as folhas. Coloque-as num balde com a água e vá macerando-as bem. Deixe descansar por duas horas e após tomar seu banho

diário passe esse banho, do pescoço para baixo, vagarosamente. Deixe o banho agir por alguns minutos e enxugue-se ligeiramente. Após o banho acenda uma vela rosa.

BANHO 130
Para atrair as atenções, os olhares

Ingredientes
*três litros de água
uma flor de girassol
sete cravos-da-índia
uma colher de sopa de erva-doce
uma colher de sopa de açúcar mascavo
uma noz-moscada ralada
uma colher de chá de pó de sândalo*

Preparo
Coloque os ingredientes numa panela e leve ao fogo. Deixe ferver por três minutos, desligue e deixe esfriar. Coe. Tome seu banho diário e passe com as mãos esse banho no seu corpo, da cabeça aos pés, bem devagar. Vá mentalizando os seus pedidos. Não seque o corpo, deixe o banho penetrar na sua pele. Vista-se com roupas limpas, claras e alegres. Acenda uma velinha dourada e mentalize coisas boas. Enrole as sobras do banho num papel ou num pedaço de morim e no dia seguinte ponha numa praça bem movimentada, no pé de uma árvore, ou mesmo no jardim de sua casa. Regue com um pouquinho de azeite de oliva, e entregue às forças do amor.

(Faça este banho duas vezes ao mês, ou quando for a um grande evento poderoso. Com certeza, você se tornará o centro das atenções!)

BANHO 131
Para tornar-se o centro das atenções

Ingredientes
*três litros de água
uma colher de chá de orégano*

uma colher de chá de cominho
uma colher de sopa de erva-mate
uma colher de sopa de mirra
uma colher de sopa de incenso
uma colher de sopa de benjoim

Preparo

Coloque todos os ingredientes numa panela e deixe ferver por cinco minutos. Desligue o fogo, deixe esfriar e coe. Após tomar seu banho diário, passe esse, com as mãos, no corpo todo, vagarosamente, do pescoço para baixo. Deixe o banho agir por alguns minutos e depois seque-se levemente. Faça esse banho durante três dias seguidos (compre os ingredientes para três banhos, pois eles devem ser feitos diariamente). Prepare-se para brilhar, para aparecer!

Deixe secar as sobras dos banhos, coloque num saquinho e pendure dentro de sua casa ou, se preferir, faça um defumador, da porta da rua para dentro de casa.

BANHO 132
Para brilhar onde chegar

Ingredientes

três litros de água
250g de canjica branca
(cozinhe a canjica e aproveite a água rala do cozimento.)
cinco colheres, de sopa, de açúcar cristal
três gotas de essência de patchuli

Preparo

Coloque a água da canjica em uma panela com os três litros de água e o açúcar cristal, e leve para ferver por dois minutos. Retire do fogo, deixe amornar, acrescente a essência, coe e tome esse banho da cabeça aos pés.

(Faça esse banho sempre que tiver algum acontecimento social importante, e quiser ser a presença mais positiva e mais notada do ambiente.)

BANHO 133
Para estimular ainda mais a sua potência sexual

Ingredientes
três litros de água
folhas de jaborandi
cipó-azougue
folhas de alecrim-do-campo
folhas de desata-nó
uma colher de sopa de guaraná em pó

Preparo
Lave bem todas as folhas e coloque-as em uma panela com a água. Leve ao fogo por três minutos. Desligue, deixe amornar e acrescente o guaraná. Coe. Tome seu banho e logo após passe esse banho, com as mãos, em todo seu corpo, desde o pescoço, vagarosamente. Deixe o banho agir por alguns minutos e seque-se ligeiramente.

BANHO 134
Para conquistar um novo amor, ou reconquistar/revitalizar um antigo

Ingredientes
dois litros de água
uma flor de girassol
sete cravos-da-índia
sete pedaços de canela em pau
uma noz-moscada ralada

Preparo
Coloque todos os itens numa panela. Deixe ferver por três minutos e desligue o fogo. Deixe esfriar. Após coá-lo, tome seu banho normal e jogue, devagar, este banho da cabeça aos pés. Não se enxugue. No dia seguinte ponha a flor e os demais elementos numa praça bem movimentada. Passe cinco moedas douradas pelo seu corpo e ponha em cima da flor, pedindo

às forças do amor que movimentem sua vida amorosa, que tragam um novo amor ou que lhe ajudem a reconquistar um antigo amor.

(Este banho também pode ser feito por pessoas que lidam com o público, para atrair e chamar a atenção.)

BANHO 135
Para fascinar seu amor

Ingredientes
três litros de água
uma flor de girassol
um pouco de saco-saco
flores de sabugueiro
folhas de carobinha
folhas de cinco-folhas
folhas de ipê amarelo
uma colher de chá de noz-moscada ralada
três colheres de sopa de açúca cristal
três gotas de essência de patchuli

Preparo
Lave bem todas as folhas e flores. Coloque-as em uma panela com a água e deixe ferver por cinco minutos. Deixe amornar, coe e acrescente o açúcar e a essência. Após tomar seu banho diário, jogue esse banho, vagarosamente, pelo seu corpo, do pescoço para baixo. Deixe o banho durante alguns minutos no seu corpo e, a seguir, enxugue-se delicadamente. Faça esse banho durante um mês, três vezes por semana.

Junte os restos e coloque numa praça onde tenha bastante flores. Ponha no meio das flores, de um jeito que ninguém veja.

BANHO 136
Para ser presença marcante onde chegar; sedução, atração

Ingredientes
três litros de água
pétalas de três rosas vermelhas

cascas secas de maçã vermelha
uma flor branca (qualquer uma serve)
algumas flores de hortênsia
três gotas de essência de opium

Preparo
Ferva a água e coloque as pétalas, as cascas, a flor branca e a hortênsia. Desligue o fogo e deixe em infusão, com a panela tampada. Quando amornar coloque as gotas da essência. Tome seu banho diário e vá passando esse banho no seu corpo vagarosamente, mentalizando somente coisas positivas. Aguarde alguns minutos antes de vestir-se e saia para arrasar: você se sentirá aquela pessoa atraente!

BANHO 137
Para deixar seu amor bem "doidinho" por você

Ingredientes
três litros de água
pétalas de três rosas vermelhas
folhas de guiné-pipi
capim-cheiroso
casca de uma romã
uma colher de sopa de guaraná em pó
três gotas de essência de maracujá

Preparo
Coloque a água numa panela e acrescente as pétalas, a guiné, o capim-cheiroso e a casca da romã. Deixe ferver por dois minutos e retire do fogo. Quando amornar, ponha o guaraná e a essência. Coe. Tome seu banho diário e passe esse banho, com as mãos, pelo seu corpo, desde o pescoço até os pés. Não se enxugue, deixe o banho agir por alguns minutos. Seque-se suavemente, sem retirar o excesso do banho. Vista-se para seduzir, para conquistar!

BANHO 138
Para atrair aquela pessoa tão desejada, mas que se mostra indiferente aos seus encantos

Ingredientes
três litros de água
um molho de funcho (erva-doce ou anis-doce)
cinco cravos-da-índia
cinco caroços de milho vermelho
uma colher de sobremesa de noz-moscada ralada
uma fava de pichurim ralada
uma colher de chá de pó de sândalo
uma colher de sopa de açúcar mascavo ou cristal

Preparo
Cozinhe os ingredientes na água até ferver. Deixe esfriar e coe. Tome seu banho e, em seguida, jogue esse banho do pescoço para baixo, bem devagar, mentalizando o que deseja. Leve os elementos do banho para uma praça e coloque próximo de qualquer plantinha florida, que não contenha espinhos. Faça este banho por cinco dias seguidos e, depois, se desejar, uma vez por semana ou por mês. Vista-se com roupas claras, preferencialmente amarelas, após cada banho, e aproxime-se o máximo possível da pessoa desejada. O amarelo é a cor do ouro, é cor chamativa, quente.

BANHO 139
Para atrair uma pessoa

Ingredientes
três litros de água limpa de uma cachoeira ou de um rio
uma flor de girassol
meio copo de arroz com casca cru
meio copo de milho vermelho cru
folhas de oripepê
folhas de oriri
folhas de patchuli

uma colher de sobremesa de noz-moscada ralada
meio vidro de água de flor de laranjeira
cinco gotas do seu perfume favorito

Preparo

Coloque a água num balde e ponha o girassol, o arroz e o milho de molho, de um dia para o outro. Macere nessa água todas as ervas, ponha a noz-moscada, a água de flor de laranjeira e o seu perfume. Junte tudo e coe. Após seu banho diário, jogue esse banho bem devagar do pescoço para baixo. Não seque seu corpo, deixe o banho agir por alguns minutos. As sobras coloque num jardinzinho ou em uma praça. Repita esse banho duas vezes por mês e procure após fazê-lo usar roupas de cores claras e graciosas.

(*Só faça esse banho em Lua Nova, Crescente ou Cheia,
em um sábado, antes do meio-dia.*)

BANHO 140
Ideal para as pessoas que trabalham na noite

Ingredientes

três litros de água
folhas de alfazema
flor de angélica-do-sertão (ou angélica)
um maço de oriri
uma flor de acácia
três gotas de essência de verbena
mel

Preparo

Lave bem as folhas e coloque-as no balde com a água. Macere as folhas juntamente com as flores. Deixe em local fresco descansando por mais ou menos uma hora. Coe e acrescente a essência. Antes de sair para o trabalho, tome seu banho com sabonete neutro e passe esse banho pelo corpo, desde a cabeça. Deixe agir no corpo por alguns minutos e seque-se suavemente. Vista-se para deslumbrar, perfume-se e vá para as conquistas!

No dia seguinte coloque os bagaços do banho em local de grande movimento, com boa claridade, embaixo de uma árvore. Regue com um pouquinho de mel e faça seus pedidos. Sorte!

BANHO 141
Para quem trabalha em contato com o público

Ingredientes
*três litros de água de cachoeira (colhida em Lua Nova,
Cheia ou Crescente)
um maço de coentro
um maço de macaçá
dez gotas de essência de opium*

Preparo
Lave bem as folhas e macere-as na água. Deixe por algum tempo em local bem fresquinho. Coe e coloque a essência de opium. Após o seu banho diário, passe esse banho do pescoço para baixo, suavemente. Coloque o resto do banho em um gramado, local sombreado, ou ao pé de uma árvore.

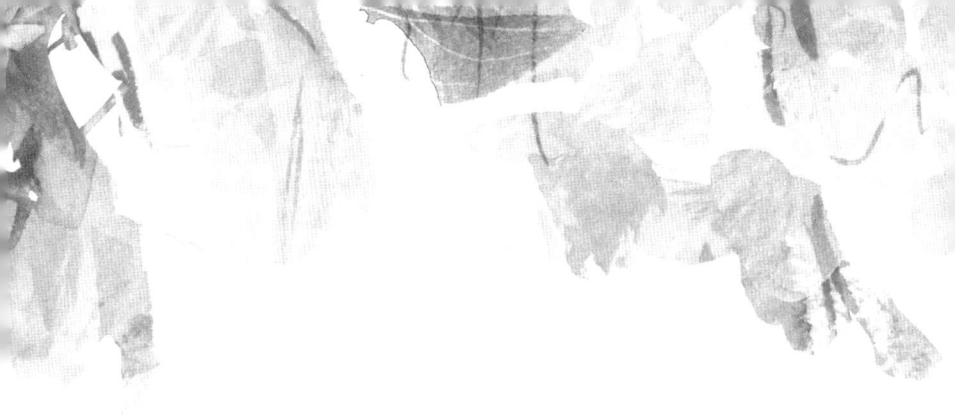

Banhos Poderosos para o seu bem-estar

(Para ajudar nas carências afetivas, trazer felicidade, harmonia, tranquilidade)

BANHO 142
Para ajudar a controlar as emoções, cortar as brigas, trazer paz

Ingredientes
três litros de água
folhas de erva-cidreira (melissa)
uma noz-moscada ralada
três colheres de sopa de açúcar cristal
duas colheres de sopa de erva-doce
duas colheres de sopa de gergelim

Preparo
Lave bem as folhas e ponha na panela, com a água e os demais ingredientes. Leve para ferver por três minutos. Desligue, tampe e deixe amornar. Coe. Tome seu banho diário e, depois, jogue esse banho, calmamente, do pescoço até os pés. Não se enxugue, deixe o banho agir no seu corpo e mentalize paz, tranquilidade, harmonia para a sua vida. Se puder, tome esse banho à noite, pouco antes de dormir. Isso vai lhe ajudar a recuperar aos poucos o controle e o domínio sobre os problemas do cotidiano. Boa sorte!

BANHO 143
Para trazer alegria, felicidade, sucesso

Ingredientes
três litros de água
meio copo de xarope de groselha
cinco gotas de essência de morango

Preparo
Leve ao fogo uma panela com a água e deixe ferver. Desligue o fogo, acrescente os outros ingredientes, tampe e deixe esfriar. Após tomar seu banho diário, jogue esse banho do pescoço para baixo. Ele vai ajudar a aliviar suas tensões, tirar seu baixo astral, eliminar maus pensamentos. Deixe o banho agir por alguns minutos, enxugue-se e depois vista-se.

(*Este banho é ideal para ser feito quando você for participar de festas, de eventos, para ajudar na sua felicidade, que, com certeza, será distribuída para todos ao seu redor.*)

BANHO 144
Ajudar a ativar a autoestima, trazer mais segurança pessoal

Ingredientes
cinco litros de água
um molho de salsa lavado
folhas de desata-nó lavadas
folhas de amor-do-campo lavadas
folhas de abre-caminho lavadas
três gotas de essência de lótus

Preparo
Coloque a água numa panela e ponha a salsa bem picadinha e as demais folhas maceradas. Deixe descansar por uma hora, para liberar bem o sumo das ervas. A seguir, leve para ferver durante três minutos. Desligue, deixe amornar e coe. Tome seu banho diário e, no momento em que for tomar

esse banho, acrescente as gotas da essência de lótus. Jogue bem devagar do pescoço para baixo, e deixe o banho agir por alguns minutos. A seguir enxugue-se, e saia para viver a vida, pois viver é ótimo!

BANHO 145
Excelente para revitalizar, descansar a pele, acalmar

Ingredientes
três litros de água
duas colheres de sopa de flor de camomila
meia noz-moscada ralada
pétalas de duas rosas brancas e duas amarelas

Preparo
Coloque a água numa panela e deixe ferver. Acrescente a camomila, a noz-moscada e as pétalas. Desligue, tampe e deixe amornar. Após seu banho normal, jogue esse banho da cabeça aos pés, calmamente. O grande segredo é desejar melhorar, querer viver melhor. Deixe o banho secar por alguns minutos no seu corpo e só depois vista-se, com roupas confortáveis, de cores claras. Felicidade!
(*Você poderá utilizar esse banho em uma banheira, em forma de banho de imersão.*)

BANHO 146
Para melhorar o relacionamento com amigos e familiares

Ingredientes
três litros de água
três flores de copo-de-leite
um molho de salsa lavado
duas colheres de sopa de açúcar mascavo

Preparo
Em uma panela coloque a água e os outros ingredientes. Deixe ferver por três minutos. Desligue o fogo e, após amornar, coe. Depois de tomar seu

banho diário, tome esse banho do pescoço para baixo. Deixe o banho agir por alguns minutos no seu corpo, antes de se enxugar.

BANHO 147
Para ativar sua sociabilidade, torná-lo(a) mais participativo(a)

Ingredientes

dois litros de água
um molho de salsa bem lavado e macerado
um ramo da flor de angélica
pétalas de três rosas brancas (de preferência de jardim)
uma colher de sopa de açúcar bem fininho

Preparo

Leve para ferver todos os ingredientes em uma panela. Retire do fogo, deixe amornar e coe. Tome o seu banho matinal e jogue esse banho do pescoço para baixo, com muita tranquilidade. Ao sair, procure ficar menos retraído(a) e mostre-se mais simpático(a). Esqueça um pouco a timidez!

BANHO 148
Para melhorar seu lado financeiro (1)

Ingredientes

três litros de água
um molho de salsa bem lavado e picado
três colheres de sopa de erva-mate
sete folhas de louro
uma colher de sopa de urucum

Preparo

Coloque em uma panela a água e todos os outros ingredientes, deixando ferver por três minutos. Quando estiver morno, coe. Tome seu banho e depois jogue esse banho do pescoço para baixo, mentalizando somente coisas boas para a sua vida financeira. Deixe que o banho penetre em sua pele e traga ajuda para a sua vida.

(*Faça esse banho antes de sair para resolver problemas financeiros.*)

BANHO 149
Para melhorar seu lado financeiro (2)

Ingredientes
três litros de água
um molho de salsa lavado e picadinho
dois pedaços de canela em pau
uma colher de café de açafrão
cinco gotas de essência de rosa

Preparo
Leve para ferver, numa panela, a água, a salsa picadinha, a canela e o açafrão. Deixe durante cinco minutos, retire, deixe amornar e coe. Depois, acrescente a essência. Após tomar seu banho diário, jogue este banho do pescoço para baixo. Não se enxugue totalmente, deixe o banho fazer a sua função de ajuda e agir por alguns minutos em sua pele.

BANHO 150
Para prosperidade, dinheiro, emprego

Ingredientes
três litros de água
um molho de salsa lavado
uma colher de sopa de folhas de alfazema
uma fava de umburama ralada

Preparo
Coloque em uma panela três litros de água e acrescente a salsa bem macerada e os demais ingredientes. Deixe ferver por cinco minutos. Após amornar, coe, e a seguir jogue este banho do pescoço para baixo, vagarosamente. Deixe o banho agir por alguns minutos e não se enxugue totalmente. A seguir vista-se e vá à luta, com fé!

BANHO 151
*Para purificar e limpar seu corpo
e seu coração de maus pensamentos*

Ingredientes
*três litros de água de cachoeira limpa
(apanhada em dia de Lua Crescente, Nova ou Cheia)
um molho de salsa lavado
duas colheres de sopa de açúcar cristal
21 gotas do perfume de sua preferência
(homem pode usar essência de alfazema)*

Preparo
Macere bem a salsa e esprema para tirar o máximo de sumo das folhas. Coloque esse sumo na água morna e acrescente o açúcar e o perfume. Misture e deixe descansar por duas horas. Coe. Tome seu banho diário e, a seguir, jogue este do pescoço para baixo, vagarosamente. Não se enxugue totalmente.

BANHO 152
Para harmonizar, acalmar, tranquilizar

Ingredientes
*dois litros de água comum
água de fonte (ou água mineral sem gás)
dois copos de água de coco
uma colher de chá de essência de baunilha*

Preparo
Coloque em uma panela a água da fonte, ou mineral, junto com a água comum e leve para ferver rapidamente. Retire do fogo, deixe esfriar e acrescente a água de coco e a baunilha. Tome seu banho diário e, a seguir, jogue esse banho da cabeça aos pés, vagarosamente. Deixe o banho agir por alguns minutos antes de se enxugar.

(Este banho age descarregando e eliminando as negatividades e as perturbações, deixando você mais sintonizado(a) com as pessoas ao seu redor.)

BANHO 153
Para purificar, acalmar e limpar espiritualmente o corpo

Ingredientes
água de um coco verde
sabão neutro

Preparo
Tome seu banho diário com o sabão neutro. A seguir, despeje a água de coco na cabeça, deixando escorrer pelo corpo bem devagar. Deixe o banho agir por alguns momentos, antes de se enxugar.

(*Este banho é ideal para todas as pessoas da família, porque ele provoca uma harmonia total. É indicado também para as pessoas que precisam ficar relaxadas quando forem tratar de negócios ou para viajar. Este banho ainda serve para hidratar a pele.*)

BANHO 154
Para acalmar, trazer equilíbrio, cortar discórdias

Ingredientes
dois litros de água
250 g de canjica branca
três colheres de sopa de açúcar cristal
água de coco

Preparo
Cozinhe bem a canjica e aproveite a água em que ela foi cozida. Em uma panela coloque a água da canjica com a água pura e o açúcar cristal. Deixe ferver por três minutos. Desligue o fogo e deixe o banho amornar. Coe e acrescente a água de coco. Tome seu banho diário e despeje esse banho da cabeça aos pés. Deixe o banho no corpo por alguns minutos e, a seguir, enxugue-se levemente.

(*O ideal desse banho é ser tomado na hora de ir dormir, para que ele possa agir, trazendo paz e calmaria.*)

BANHO 155
Para tirar a inércia, fazer você "acordar" para a vida

Ingredientes
três litros de água
sete pedaços de entrecasca de tronco de eucalipto
sete pedaços de entrecasca de tronco de mangueira
sete pedaços de entrecasca de tronco de aroeira
uma noz-moscada ralada

Preparo
Coloque a água numa panela e ponha os outros ingredientes, levando para ferver por cinco a dez minutos. Deixe amornar e coe. Tome seu banho matinal e jogue esse banho do pescoço para baixo, aos poucos, calmamente. Deixe o banho no corpo por alguns minutos. Vista a seguir roupas claras e procure fazer coisas agradáveis, que lhe deem prazer.
(*Tome esse banho por três dias seguidos.*)

BANHO 156
Para tirar a apatia, ativar, dar energia

Ingredientes
três litros de água
pedaços de raiz ou folhas de alecrim (pode ser alecrim-do-campo ou da horta)
três folhas de beladona
uma colher de sopa de anis-estrelado
raiz de sândalo
folhas de bem-com-deus
uma colher de sopa de erva-mate

Preparo
Cozinhe todos os ingredientes na água, por cinco minutos. Após amornar, coe e tome um banho do pescoço para baixo, vagarosamente, deixando o

banho agir por alguns minutos antes de se enxugar. Vista-se e saia, para aproveitar a energia do meio ambiente e das pessoas ao seu redor.

BANHO 157
Para tranquilizar, harmonizar, trazer relaxamento para cortar o estresse

Ingredientes
dois litros de água
uma orquídea branca
pétalas de cinco rosas brancas
uma noz-moscada ralada
dez gotas de baunilha

Preparo
Ponha a água para ferver. Desligue o fogo, coloque os outros ingredientes e tampe até ficar morninho. Tome seu banho diário e passe esse banho, do pescoço para baixo, com calma, relaxando e sentindo a força do banho. Vista uma roupa clara e procure um ambiente onde possa usufruir da paz tão necessária nesse momento de sua vida.

BANHO 158
Para trazer descanso e serenidade para o seu corpo

Ingredientes
três litros de água
duas colheres de sopa de erva-cidreira (melissa)
duas colheres de sopa de camomila
uma noz-moscada ralada

Preparo
Coloque a água para ferver com os outros ingredientes. Após cinco minutos de fervura, desligue o fogo, deixe o banho esfriar e coe. Tome seu banho diário e passe esse banho, da cabeça aos pés. Deixe o banho agir por alguns minutos antes de enxugar-se. Vista uma roupa confortável e tenha um

bom sono. Coloque o resto do banho num gramado, em local sombreado, ou ao pé de uma árvore. Repita por três dias seguidos.
(*Este banho deve ser tomado preferencialmente à noite, antes de dormir.*)

BANHO 159
Para atrair sorte e trazer alegria para a sua vida

Ingredientes
três litros de água
folhas e flores de angélica (ou angélica-do-sertão)
um frasco de água de flor de laranjeira
um frasco de água de melissa

Preparo
Macere as folhas e as flores em dois litros de água. Ferva o restante da água. Desligue o fogo e coloque o caldo com as folhas e flores. Tampe, deixe esfriar e coe. Acrescente a água de flor de laranjeira e a água de melissa. Tome seu banho diário e jogue esse banho, vagarosamente, desde a cabeça. Fique alguns minutos com o banho no corpo antes de se enxugar. Coloque o resto do banho num gramado, em local sombreado, ou ao pé de uma árvore. Tenha bons pensamentos e procure atrair sempre coisas boas e positivas para o seu dia a dia.

BANHO 160
Para atrair as atenções onde chegar

Ingredientes
três litros de água
folhas e flores de angélica (ou angélica-do-sertão)
uma colher de sopa de camomila
um maço de macaçá (catinga-de-mulata)
uma noz-moscada ralada
um frasco de água de flor de laranjeira
um frasco de água de rosas

Preparo

Macere as folhas, as flores e o macaçá em dois litros de água. Ferva o restante da água, retire do fogo, acrescente o caldo das ervas e deixe esfriar. Coe e acrescente a água de flor de laranjeira e a água de rosas. Após tomar seu banho diário, vá jogando esse banho desde a cabeça até os pés. Não se enxugue imediatamente, deixe o banho secar no seu corpo. Coloque o resto do banho num gramado, em local sombreado, ou ao pé de uma árvore. Repita por três dias.

BANHO 161
Para reativar o amor, uma amizade, ou a harmonia familiar

Ingredientes
três litros de água
flores de angélica
uma colher de sopa de erva-doce
21 cravos-da-índia
sete pedaços de canela em pau
um frasco de água de melissa
um vidro de água do céu (à venda nas lojas de artigos de umbanda e candomblé), ou três gotas da essência água do céu

Preparo

Coloque as flores, a erva-doce, os cravos e a canela em pau na panela com água e leve para ferver por sete minutos. Retire do fogo, deixe esfriar, coe e acrescente a água de melissa e a água do céu. Tome seu banho diário e lave o corpo e os cabelos com sabão de coco. A seguir, use esse banho da cabeça aos pés, calmamente. Deixe o banho por alguns minutos no corpo e enxugue-se suavemente. Repita por três dias ou faça uma vez por semana durante um mês. Coloque as sobras do banho em um gramado, local sombreado, ou ao pé de uma árvore.

BANHO 162
Para trazer sucesso e brilho para sua vida

Ingredientes
três litros de água
um maço de brilhantina
um maço de macaçá (catinga-de-mulata)
folhas de avenca
um frasco de água de flor de laranjeira

Preparo
Macere as ervas na água, junte a água de flor de laranjeira e deixe descansar por cerca de duas horas. Coe e a seguir jogue o banho desde a cabeça. Não seque o corpo. Se quiser, faça esse banho uma vez por semana, durante um mês, para atrair a positividade para seus caminhos, para sua vida. Coloque as sobras do banho em um gramado, local sombreado, ou ao pé de uma árvore.

BANHO 163
*Para firmar o seu equilíbrio,
a sua harmonia e a sua tranquilidade*

Ingredientes
quatro litros de água
folhas e flores de lírio branco
duas colheres de sopa de camomila
meia noz-moscada ralada
um frasco de água de melissa
cinco gotas de essência de rosas brancas (ou pétalas de duas rosas brancas)

Preparo
Coloque a água para ferver com a camomila e a noz-moscada por cinco minutos. Desligue e acrescente as outras folhas e flores bem maceradas. Deixe esfriar e acrescente a água de melissa e a essência. Coe e, após seu banho, jogue vagarosamente esse banho no corpo, aproveitando o frescor e o perfume que ele tem. Aguarde alguns minutos antes de se enxugar. Vista

roupas leves e claras, e mantenha sempre pensamentos bons, generosos, positivos. Coloque o resto do banho em um gramado, local sombreado, ou ao pé de uma árvore. Você poderá fazer esse banho de três a quatro vezes por mês. Muitas alegrias!

(Este banho é ótimo para quando as pessoas sentem-se bem harmoniosas, mas têm medo de, por qualquer motivo, fraquejarem; ele dá força ao equilíbrio corporal e espiritual.)

BANHO 164
Para ajudar na estabilidade emocional, na defesa espiritual e na felicidade

Ingredientes
água de dois cocos verdes
dois litros de água
uma colher de sopa de noz-moscada ralada
uma colher de sopa de gengibre ralado
duas colheres de sopa de camomila
duas colheres de sopa de erva-doce

Preparo
Misture todos os ingredientes, deixe descansar em local bem fresquinho e, após duas horas, coe. Tome seu banho e passe esse banho, vagarosamente, por todo o seu corpo, desde a cabeça, usando seu pensamento positivo e sua força energética para vencer os obstáculos. Deixe o banho agir no corpo antes de se enxugar. Se puder, após o banho procure um local ameno, tranquilo, para descansar um pouco e recarregar as suas energias com a força desse banho. Coloque o resto do banho em um gramado, local sombreado, ou ao pé de uma árvore.

(Este banho é também um excelente tranquilizante, calmante.)

BANHO 165
Para trazer uma ajuda no combate aos vícios

Ingredientes
três litros de água mineral
folhas de bilreiro
um frasco de água de flor de laranjeira
um maço de macaçá
cinco gotas de extrato ou essência de baunilha

Preparo
Lave as folhas e macere-as na água, até esta ficar bem verdinha. Acrescente a água de flor de laranjeira e a baunilha. Após o banho diário, passe esse banho na pessoa, com pensamento bem positivo e pedindo às forças espirituais que limpe o caminho astral e espiritual, que dê força e ajuda. Tenha fé, pois só assim você conseguirá! Sorte!

(Ninguém é insensível aos problemas e estragos que as drogas trazem,
principalmente com relação aos jovens.
O tratamento é difícil, a pessoa precisa desejar e ter ajuda,
mas muitas vezes um banho traz uma estabilidade e uma limpeza astral
e espiritual que podem colaborar. Tente, não custa nada!)

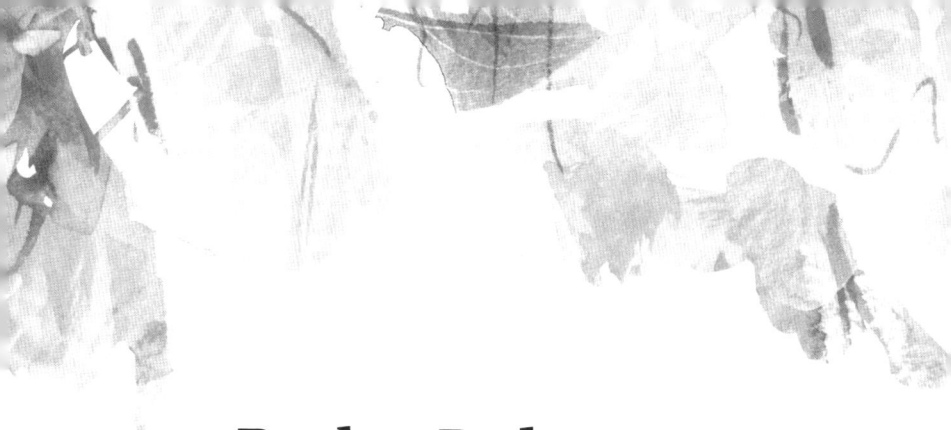

Banhos Poderosos para as mulheres

São banho especiais sensuais, refrescantes e revigorantes, muito preferidos pelas mulheres, pois seus elementos são, geralmente, delicados e bem perfumados. As mulheres que os usam os consideram "afrodisíacos" e imbatíveis.

BANHO 166
Para atrair a pessoa que você tanto deseja

Ingredientes
três litros de água
sete flores de brinco-de-princesa
pétalas de sete rosas vermelhas
um punhado de agarradinho
uma flor de girassol
uma colher de chá de benjoim em pó
gotas do seu perfume preferido (que seja afrodisíaco)

Preparo
Ferva a água e acrescente os outros ingredientes, exceto as gotas do perfume. Desligue o fogo. Tampe e deixe em infusão até a hora em que for sair. Quando estiver bem morninho, coe e acrescente o perfume. Tome seu banho comum e passe esse banho pelo corpo desde o pescoço. Passe um pouco no rosto, nos cabelos, sempre pensando na pessoa que você deseja.

Não se enxugue por alguns minutos. Passe a toalha levemente no corpo. Vista-se lindamente, perfume-se e saia para arrasar. A pessoa não irá resistir, tenha certeza! Pode repetir três vezes na semana, em dias intercalados. Coloque o resto do banho num papel branco e no dia seguinte coloque num pé de árvore, numa encruzilhada.

BANHO 167
Para ser o foco das atenções, atrair os olhares para você

Ingredientes
três litros de água
uma palma-de-santa-rita vermelha
pétalas de três rosas vermelhas
uma flor de antúrio vermelha
casca de maçã vermelha

Preparo
Ferva a água e retire do fogo. Acrescente os ingredientes e tampe. Quando amornar (ou esfriar, conforme preferir) coe e, se quiser, acrescente um pouco de seu perfume pessoal. Tome seu banho diário e passe esse desde o pescoço vagarosamente. Não esqueça de passar um pouco no rosto, nas orelhas e nos cabelos, mentalizando conquistas e sensualidade. Deixe o banho por alguns minutos no corpo e, após, seque-se suavemente. Arrume-se e saia para atrair!

(Este banho é excelente para as pessoas que trabalham na noite.)

BANHO 168
Para aliviar brigas conjugais, os conflitos, os desentendimentos

Ingredientes
três litros de água
sete galhos de arruda fêmea
folhas de bem-com-deus
uma colher de sopa de camomila

folhas de jasmim
uma noz-moscada ralada

Preparo
Em uma panela coloque a água, a arruda, o bem-com-deus, a camomila e o jasmim. Tampe e leve para ferver. Após desligar o fogo, acrescente a noz-moscada, deixe esfriar, coe e tome o banho do pescoço para baixo.

Se quiser, pode repetir esse banho por três dias. Se a situação continuar fora de controle ou com desentendimentos, repita o banho de quinze em quinze dias, até sentir alguma melhora. Procure ajudar também, mantendo-se equilibrada, harmoniosa e relaxada no seu dia a dia. Não procure briga à toa!

BANHO 169
Para ajudar a controlar o estresse, sintonizar você com sua vida e com o seu ambiente

Ingredientes
três litros de água
sete galhos de arruda fêmea
um maço de alecrim-da-horta,
um maço de alecrim-do-campo
um maço de alfavaquinha
um maço de sálvia
uma colher de sopa de essência de baunilha

Preparo
Leve para ferver todas as folhas bem maceradas, numa panela tampada, com a água. Após ferver por três minutos, desligue o fogo e acrescente a baunilha. Deixe esfriar e coe. Após seu banho diário, jogue esse banho do pescoço para baixo, bem devagar, mentalizando somente coisas boas. Não se enxugue.

O banho vai ajudá-la, com certeza, mas procure viver mais sintonizada com você, com seus desejos, com seus problemas. Isso, naturalmente, irá trazer grandes mudanças na sua convivência com a sua família e com seus familiares. Se quiser, e quando sentir necessidade, repita esse banho três ou quatro vezes por mês. Felicidades!

BANHO 170
Para acalmar, relaxar, dar equilíbrio

Ingredientes
quatro litros de água
sete galhos de arruda fêmea
dez folhas de lírio-de-oxalá
um punhado de erva-pombinha
uma colher de sopa de saco-saco
um maço de poejo bem lavado

Preparo
Macere num balde ou bacia, com um litro de água, as folhas de lírio-de-oxalá e o poejo, e deixe descansar por uma hora, num canto tranquilo e limpo. Leve para cozinhar a arruda, a erva-pombinha e o saco-saco em panela tampada, com três litros de água, por dois minutos. Desligue o fogo e deixe esfriar. A seguir, acrescente as folhas maceradas, coe e passe esse banho no seu corpo, com as mãos, do pescoço para baixo, após o seu banho diário, mentalizando somente coisas boas e positivas. Não se enxugue imediatamente. Tome três banhos, em três dias seguidos (compre os ingredientes suficientes para fazer os três com ervas novas).

BANHO 171
Para levantar seu astral, trazer brilho para sua vida, torná-la mais notada

Ingredientes
três litros de água
sete galhos de arruda fêmea
sete galhos de arruda macho
sete folhas de vence-tudo
pétalas de três rosas amarelas (se conseguir rosas de jardim é o ideal.)
pétalas de três rosas brancas (se conseguir rosas de jardim é o ideal.)
pétalas de três rosas vermelhas (se conseguir rosas de jardim é o ideal.)
uma flor de girassol inteira

Preparo
Coloque todos os ingredientes para cozinhar numa panela tampada, e deixe ferver por dois minutos. Retire do fogo, coe e procure tomar o banho meio morninho, vagarosamente, do pescoço para baixo, após seu banho diário.

(Esse banho é ideal para aquela mulher que está se sentindo "apagada", sem viço, sem vigor, com a autoestima bem baixa. O banho vai ajudar a levantar o seu astral. Se estiver sentindo-se muito "caidinha", compre os ingredientes suficientes e faça três banhos, em três dias seguidos.)

BANHO 172
Para limpar as negatividades; atrair e ativar a positividade

Ingredientes
três litros de água
sete galhos de arruda fêmea
folhas de alecrim-do-campo
sete cravos-da-índia
três galhos de sempre-viva (uma branca, uma rosa, uma amarela)
pétalas de três rosas vermelhas

Preparo
Ponha todos os ingredientes para ferver, numa panela tampada, por dois a três minutos. Retire do fogo, esfrie e coe. Após seu banho diário, tome esse banho do pescoço para baixo, vagarosamente, mentalizando somente coisas boas. Seria ideal que você fizesse esse banho por três dias seguidos, portanto, compre os ingredientes suficientes para fazer três banhos.

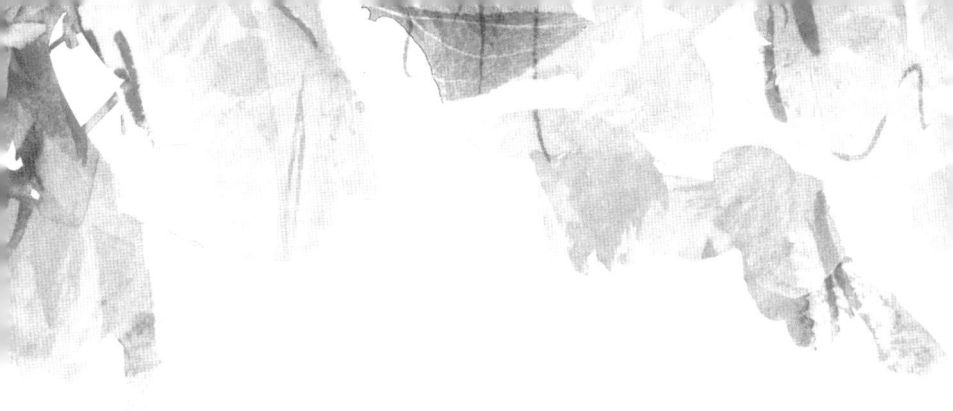

Banhos Poderosos para os homens

BANHO 173
Para o homem encantar, seduzir

Ingredientes
dois litros de água
um galho de crista-de-galo
um cravo vermelho
uma colher, de sopa, de anis-estrelado
um pouco do seu perfume preferido

Preparo
Ferva a água e desligue o fogo. Acrescente as ervas, tampe e deixe esfriar. Coe e acrescente o perfume. Após tomar seu banho diário, jogue esse banho, vagarosamente, do pescoço para baixo. Deixe o banho por alguns minutos no corpo e, após, seque-se suavemente. Vista-se e saia para as conquistas! Faça uma vez por semana, durante um mês. Sorte! Coloque as sobras do banho numa praça, ao pé de uma árvore, ou numa graminha limpa.

BANHO 174
Para atrair sorte, progresso

Ingredientes
três litros de água
21 folhas de trevo-de-quatro-folhas

uma colher de sobremesa de erva-doce
uma colher de sobremesa de flores de alfazema
uma colher de sobremesa de noz-moscada ralada

Preparo
Coloque a água para ferver, desligue o fogo e coloque os outros ingredientes. Tampe e deixe em infusão até esfriar. Coe. Após o seu banho diário, jogue esse banho do pescoço para baixo, com calma e pensamento positivo no que deseja. Deixe o banho por alguns minutos no corpo e, após, enxugue-se levemente. As sobras do banho coloque numa praça, ao pé de uma árvore, ou numa graminha limpa. Sucesso!

BANHO 175
Para ajudar no seu saber, ativar seu intelecto

Ingredientes
três litros de água
folhas de guiné-pipiu
folhas de erva-tostão
folhas de dinheiro-em-penca
folhas de trevo de quatro folhas
uma colher de sopa de camomila

Preparo
Ponha a água para ferver. Desligue o fogo, coloque os outros ingredientes e tampe. Deixe em infusão até que esfrie e coe. Tome seu banho diário e jogue esse do pescoço para baixo, suavemente, mentalizando coisas positivas para sua vida. Procure deixar alguns minutos o banho no corpo antes de secar-se levemente. Coloque as sobras do banho numa praça, ao pé de uma árvore, ou numa graminha limpa.

BANHO 176
*Para despertar,
cortar a inveja e ativar a sua espiritualidade*

Ingredientes
três a cinco litros de água
folhas de guiné-caboclo
folhas de aroeira
folhas de amor-do-campo
folhas de vence-tudo
folhas de tira-teima
folhas de abre-caminho
folhas de cajá-mirim
essência ou folhas de baunilha (opcional)
cinco gotas de essência de eucalipto

Preparo
Coloque todas as folhas, após lavá-las bem, em uma panela com a água e deixe ferver por cinco minutos. Retire do fogo, tampe e deixe esfriar. Coe e acrescente a essência de eucalipto (e, se for o caso, a de baunilha). Após seu banho matinal, jogue vagarosamente esse banho, do pescoço para baixo. Não seque seu corpo, aguarde alguns minutos e passe a toalha suavemente. Coloque as sobras do banho numa praça, ao pé de uma árvore, ou numa graminha limpa.

*(Esse é um banho preparado com folhas consideradas "quentes".
Faça em Lua Crescente ou Cheia.)*

BANHO 177
*Para afastar mal-estar,
más influências, olho-grande*

Ingredientes
três litros de água
cascas de três laranjas

uma colher de chá de erva-doce
cascas secas de maçã
pétalas de três rosas brancas

Preparo
Ponha em uma panela a água, as cascas de laranja, a erva-doce e as cascas de maçã. Leve para ferver durante cinco minutos. Retire do fogo, deixe esfriar e acrescente as pétalas das rosas. Coe e tome esse banho, do pescoço para baixo. Deixe no corpo por alguns minutos e, depois, seque-se levemente. Coloque as sobras do banho numa praça, ao pé de uma árvore, ou numa graminha limpa.

BANHO 178
Para abertura de caminhos, ajudar na evolução profissional

Ingredientes
dois litros de água
três folhas de peregum (pau-d'água)
sete folhas de fortuna
um maço de manjericão
folhas de são-gonçalinho
folhas de erva-prata
folhas de desata-nó

Preparo
Após lavar as folhas, macere-as bem e deixe em infusão, descansando durante duas a três horas. Coe e, após tomar o seu banho diário, jogue esse banho do pescoço para baixo, calmamente. Faça duas vezes por semana, durante um mês, em Lua Crescente ou Cheia. Não se enxugue imediatamente, deixe o banho no corpo por alguns minutos. Coloque as sobras do banho numa praça, ao pé de uma árvore, ou numa graminha limpa.

BANHO 179
Para dar estabilidade emocional, acalmar o homem muito nervoso

Ingredientes
três litros de água mineral
folhas ou flores de colônia
folhas de saião
folhas de lírio branco
folhas de erva-pombinha
flores de laranjeira
folhas de neve-branca
pétalas de duas rosas brancas

Preparo
Lave as folhas e macere-as bem, junto com as pétalas das rosas, na água mineral. Deixe em local fresco durante algumas horas. Coe. Tome seu banho matinal e jogue esse desde a cabeça, vagarosamente. Deixe o banho por alguns minutos no corpo e, depois, seque-se levemente. Coloque as sobras do banho numa praça, ao pé de uma árvore, ou numa graminha limpa.

BANHO 180
Para o homem fazer sucesso, chamar mais a atenção, conseguir um amor

Ingredientes
três litros de água (se puder, use água de cachoeira)
um maço de macaçá (catinga-de-mulata)
um maço de agarradinho
folhas de malva-cheirosa (ou malva-branca)
flor de angélica
folhas ou flores de manacá
cinco gotas de essência de lótus (ou o perfume da sua preferência)

Preparo

Macere as folhas na água e deixe em local fresco por algumas horas. Coe e acrescente a essência ou o perfume. Após seu banho diário, passe esse no seu corpo, desde o pescoço até os pés, vagarosamente, mentalizando somente coisas positivas. Deixe no corpo por alguns minutos e, a seguir, enxugue-se levemente. Faça uma vez por semana, durante um mês. Coloque as sobras do banho numa praça, ao pé de uma árvore, ou numa graminha limpa.

BANHO 181
Para ajudar a combater a timidez e conquistar o amor desejado

Ingredientes
quatro litros de água
um molho de erva-da-lua
21 carrapichos
três cravos vermelhos
folhas de melissa
folhas de amor-perfeito
flores de sempre-viva coloridas
uma colher de sopa de semente de girassol
uma colher de chá de camomila
uma colher de chá de cravo-da-índia
uma colher de chá de benjoim

Preparo
Coloque todos os ingredientes para ferver na água, durante cinco minutos. Desligue, deixe esfriar e coe. Jogue do pescoço para baixo, após o seu banho diário. Deixe no corpo durante alguns minutos e seque-se levemente. Faça esse banho durante cinco dias seguidos, sempre preparando-o no dia do uso. Coloque as sobras do banho numa praça, ao pé de uma árvore, ou numa graminha limpa.

BANHO 182
Para aumentar a potência sexual do homem

Ingredientes
cinco litros de água
um pedaço de cipó-chumbo
folhas de pau-d'alho
sete pedaços de cipó-caboclo
sete pedaços de pau-pereira
sete pedaços de entrecasca de aroeira
sete folhas de mangueira (se possível, manga-espada)
sete brotos de bambu

Preparo
Ponha todos os ingredientes em uma panela e leve para ferver por cinco a dez minutos. Deixe esfriar e coe. Após tomar seu banho diário, jogue esse vagarosamente do tórax para baixo. Não se seque logo, deixe alguns minutos no corpo e passe a toalha levemente. Coloque as sobras do banho em uma praça, ao pé de uma árvore, ou em uma graminha limpa.

(*Faça o banho por nove dias seguidos, começando no primeiro dia da Lua Nova.*)

BANHO 183
Para harmonizar, trazer bem-estar, elevar a autoestima

Ingredientes
três litros de água
uma colher de sopa de gergelim
uma colher de café de noz-moscada ralada
uma colher de sopa de anis-estrelado
uma colher de chá de benjoim
folhas de funcho (ou uma colher de sopa de erva-doce)
três cravos brancos
pétalas de duas rosas brancas
folhas de hortelã

Preparo

Coloque a água em uma panela e junte o gergelim, a noz-moscada, o anis-estrelado e o benjoim. Leve ao fogo e deixe ferver por cinco minutos. Desligue o fogo e acrescente os demais ingredientes. Tampe e deixe esfriar. Coe e use esse banho do pescoço para baixo, durante três dias seguidos. Coloque as sobras do banho em uma praça, ao pé de uma árvore, ou em uma graminha limpa.

BANHO 184
Para atrair sucesso, êxito financeiro

Ingredientes
três litros de água
uma colher de sopa de erva-mate
uma colher de café de noz-moscada ralada
uma colher de café de canela em pó
folhas de abre-caminho
folhas de erva-tostão ou de dinheiro-em-penca

Preparo
Ponha a água em uma panela e leve para ferver por cinco minutos. Desligue o fogo e coloque os outros ingredientes. Tampe e deixe esfriar. Coe. Tome seu banho diário e jogue esse, vagarosamente, desde o pescoço até os pés. Deixe o banho por alguns minutos no corpo e, a seguir, enxugue-se levemente. Coloque as sobras do banho em uma praça, ao pé de uma árvore, ou em uma graminha limpa.

(*Faça durante sete dias, na parte da manhã.*)

BANHO 185
Para cortar as demandas, as guerras do seu dia-a-dia, combater o olho-grande

Ingredientes
cinco litros de água
sete folhas de panaceia
folhas de desata-nó

folhas de corta-mironga
folhas de quebra-feitiço
folhas de aroeira
folhas de guiné
folhas de são-gonçalinho
um molho de macaçá

Preparo
Macere todas as folhas na água e deixe descansando em local fresco. Coe e tome um banho do pescoço para baixo, após o seu banho diário. Não se enxugue imediatamente. Coloque as sobras do banho em uma praça, ao pé de uma árvore, ou em uma graminha limpa. O ideal é fazer esse banho durante três dias seguidos.

BANHO 186
Para trazer alívio e bem-estar e torná-lo mais alegre, mais jovial

Ingredientes
cinco litros de água
três folhas de capeba (pariparoba)
oito folhas de cana-do-brejo (cana-de-macaco)
três folhas de embaúba
um molho de macaçá
um molho de alecrim
oito folhas de saião (ou folhas de fortuna)
pétalas de duas rosas brancas

Preparo
Macere todas as folhas na água. Guarde em local resguardado e, quando for usá-lo, coe. Tome seu banho diário e jogue esse desde a cabeça, vagarosamente. Não se enxugue imediatamente. Coloque as sobras do banho em uma praça, ao pé de uma árvore, ou em uma graminha limpa.

(Você poderá fazê-lo quando achar necessário ou sentir necessidade, pois esse é um banho de positividade.)

BANHO 187
Para trazer sorte, fascínio; torná-lo mais desejado, mexer com sua sensualidade

Ingredientes
quatro litros de água
folhas de sândalo
pétalas de três rosas amarelas
um cravo vermelho
um maço de poejo
um maço de agarradinho
gotas do seu perfume preferido

Preparo
Macere as folhas na água e deixe em local fresco por algumas horas. A seguir, coe e acrescente o perfume. Tome seu banho diário e passe esse no corpo todo, desde a cabeça, calmamente. Banhe suavemente o rosto, protegendo os olhos. Deixe o banho durante alguns minutos no corpo. Coloque as sobras do banho em uma praça, ao pé de uma árvore, ou em uma graminha limpa.

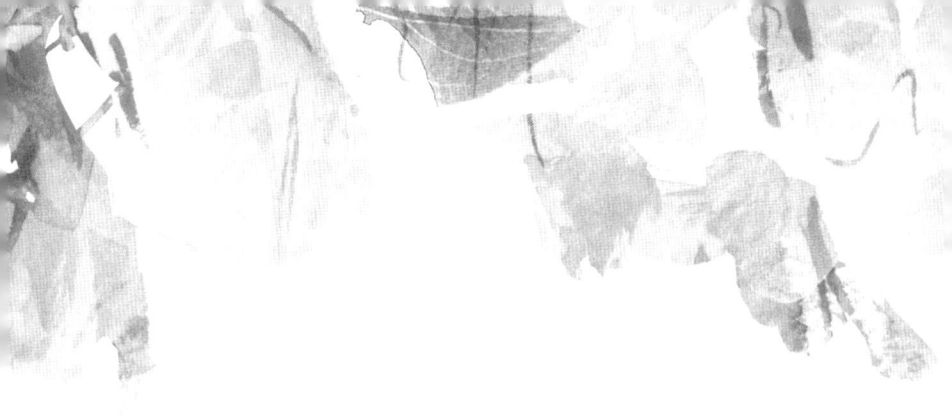

Banhos Poderosos para auxiliar as crianças

Tudo ajuda nos momentos mais difíceis. Mas existem casos nos quais é necessário que os responsáveis pelas crianças procurem um acompanhamento médico ou psicológico. Os banhos serão um complemento benéfico e auxiliar, sempre usados com muito amor e, primordialmente, com FÉ. Devem ser tomados, de preferência, próximos ao horário de dormir.

Quando for passar o banho no rosto, faça-o suavemente, sem passar nos olhos, pois os olhos e a área ao seu redor são sensíveis e podem ter alguma irritação.

Procuramos usar folhas e elementos que não produzem qualquer anomalia. As folhas que indicamos são suaves, neutras e não costumam trazer qualquer problema. Higienize-as bem. Ainda assim a pele da criança é muito suave e, com criança, todo cuidado é pouco. Se sentir alguma reação, retire imediatamente com água em abundância.

BANHO 188
Para acalmar crianças e adolescentes rebeldes

Ingredientes
dois litros de água
250g de canjica branca

folhas de colônia maceradas
folhas de saião maceradas
água de coco
três gotas de essência de baunilha

Preparo
Cozinhe a canjica e aproveite a água em que ela foi cozida. Acrescente nesta água os dois litros de água comum e as folhas, bem lavadas e maceradas. Leve tudo para cozinhar por uns dois minutos. Deixe esfriar, coe e coloque a água de coco e a baunilha. Dê o banho diário na criança. Logo depois, passe vagarosamente esse banho no corpo da criança, desde a cabeça, mentalizando paz, calma e harmonia. Deixe o banho agir por alguns minutos e enxugue-o levemente. Se for para um adolescente, aconselhe-o a agir da forma descrita acima.

(Este banho será excelente para o dia a dia e para a vida do jovem.
Também poderá ser feito para acalmar adultos problemáticos.)

BANHO 189
Para ajudar a acalmar criança agitada, sem concentração

Ingredientes
três litros de água
folhas de guaco
um vidro de água de melissa
um vidro de água de flor de laranjeira
uma colher de sobremesa de gergelim
uma colher de chá de extrato ou essência de baunilha

Preparo
Coloque a água em uma panela e acrescente o guaco e o gergelim. Deixe ferver por dois minutos, retire do fogo e acrescente a água de melissa e a água de flor de laranjeira. Ao ficar morno, acrescente a baunilha e coe. Dê o banho diário da criança e logo após passe esse banho, da cabeça aos pés, vagarosamente. Vista-a confortavelmente e leve-a para dormir.

BANHO 190
Para acalmar criança hiperativa

Ingredientes
três litros de água
flor de lírio-do-brejo
flor de colônia
flor de laranjeira
duas colheres, de sopa, de açúcar cristal

Preparo
Macere as flores e deixe em infusão em um litro de água. Ferva os dois litros de água restantes, desligue o fogo e coloque a infusão das folhas. Tampe, deixe amornar e coe. Dê o banho diário na criança, de preferência com sabonete neutro, e jogue esse banho desde a cabeça até o pés, vagarosamente. Deixe-a ficar um pouco com esse banho e logo depois seque-a levemente. Coloque roupas agradáveis e confortáveis. Se quiser, acenda uma vela para o anjo da guarda da criança.

(*Para melhor sintonia entre os pais e a criança, todos podem tomar esse banho.*)

BANHO 191
Para crianças agitadas,
às vezes carregadas de más influências

Ingredientes
três litros de água
um maço de poejo
folhas de arnica
manjericão branco
sete folhas de saião
pétalas de três rosas brancas
duas colheres de açúcar refinado

Preparo

Lave bem as folhas e macere-as em um litro de água. Ponha para ferver os dois litros de água restantes e coloque a seguir a água com as folhas e o açúcar. Mexa bem, desligue, tampe e deixe amornar. Coe. Dê o banho diário na criança e passe esse banho no corpo da criança desde a cabeça até o pé, tranquilamente, com pensamentos bem positivos. Deixe por alguns minutos, antes de enxugá-la suavemente. Vista na criança roupas confortáveis e mantenha o ambiente bem calmo e relaxante. Se quiser, acenda uma vela para o anjo da guarda da criança

BANHO 192
Para crianças que têm dificuldade de dormir

Ingredientes
três litros de água
um molho de poejo
um molho de macaçá (catinga-de-mulata)
folhas de erva-cidreira
um vidro de água de flor de laranjeira
um vidro de água de melissa
um vidro de água de rosas

Preparo

Lave muito bem as folhas e macere-as em um litro de água. Ferva os outros dois litros de água, desligue e acrescente, a seguir, a água com as folhas. Tampe. Quando estiver morninha, coloque a água de flor de laranjeira, a água de melissa e a água de rosas, e coe. Dê o banho diário na criança e passe esse banho, vagarosamente, com as mãos, na criança, desde a cabeça até os pés. Coloque uma roupinha agradável e confortável e torne o ambiente o mais calmo possível. Repita esse banho durante três dias seguidos.

BANHO 193
Para crianças desassossegadas

Ingredientes
três litros de água
pétalas de três rosas brancas, de jardim

dez folhas de saião bem lavadas
um molho de oriri bem lavado
folhas de avenca

Preparo
Coloque as pétalas e as folhas bem maceradas em infusão num balde, com a água, durante duas horas. Coe e, se for necessário, ponha um pouco de água morna. Dê o banho diário da criança e a seguir passe esse, com as mãos, vagarosamente, no corpo da criança, da cabeça aos pés. Aguarde alguns minutos antes de secá-la suavemente. Procure fazer esse banho toda semana ou, se quiser, em três dias seguidos.

BANHO 194
Para acalmar e relaxar

Ingredientes
dois litros de água
duas colheres de sopa de erva-doce
duas colheres de sopa de erva-de-santa-maria (mastruz)
água de um coco verde

Preparo
Ponha no fogo uma panela com a água e as ervas. Tampe e deixe ferver por dois minutos. Retire, deixe amornar e coloque a água de coco. Coe. Banhe a criança e, a seguir, passe esse banho levemente pelo corpo dela, desde a cabeça até os pés. Deixe por um pouquinho e seque-a suavemente. Deixe o ambiente bem calmo, para que a criança também possa relaxar.

BANHO 195
Para aquela criança
que costuma "brigar" com o sono

Ingredientes
um litro de água
folhas de pata-de-vaca brancas

um maço de macaçá bem lavado
uma noz-moscada ralada
folhas de brilhantina
uma colher de sopa de açúcar cristal

Preparo
Lave bem as folhas e macere-as bem na água. Deixe em infusão por uma hora. Acrescente a seguir os outros ingredientes e mexa bem. Se for necessário, coloque um pouquinho de água morna. Dê o banho diário na criança e, a seguir, jogue esse banho vagarosamente da cabeça aos pés. Deixe o banho um pouquinho no corpo e depois seque suavemente. Ponha uma roupa confortável e deixe o ambiente bem tranquilo. Se quiser, repita esse banho durante três dias seguidos.

BANHO 196
De ervas aromáticas para bebês

Ingredientes
dois litros de água
meia colher de sopa de pétalas de calêndula
meia colher de sopa de camomila
uma colher de chá de flores de lavanda (alfazema)
pétalas de uma rosa branca

Preparo
Coloque os ingredientes numa vasilha com a água e macere suavemente. Deixe descansar por uma hora e, depois do banho diário, passe esse banho na criança suavemente, do pescoço para baixo. Seque-a e procure colocá-la num ambiente bem calmo, para que ela possa relaxar e aproveitar a essência desse banho.

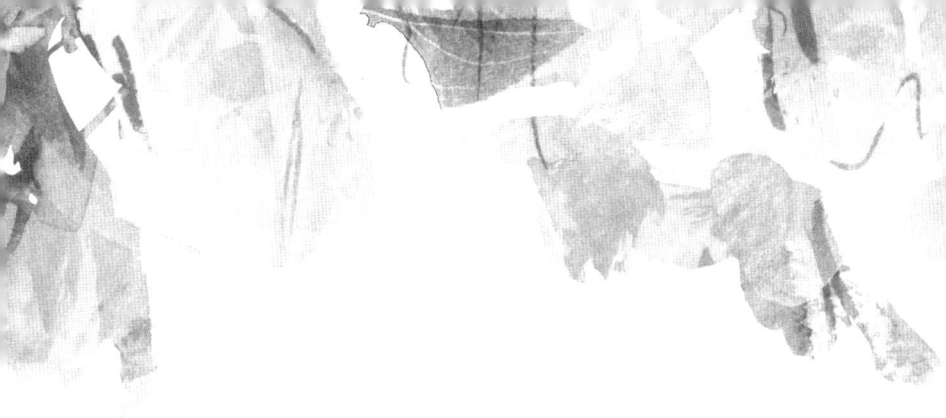

Banhos Poderosos para ajudar pessoas da "melhor idade"

Pessoas de idade mais avançada são muito propensas a ter um sono leve ou mesmo a ter falta de sono.

Por isso, um banho com ervas, flores, especiarias, essências, ajudam a acalmar, relaxar. Um ambiente com pouca luminosidade, sem barulho excessivo, com uma musiquinha suave, com certeza, vai prestar também uma grande ajuda para aquelas pessoas que já lutaram tanto na vida e que, muitas vezes, dedicaram tantos momentos de suas vidas para ajudar-nos a nos tornar o que somos!

BANHO 197
Para uma boa noite de sono

Ingredientes
dois litros de água
um maço de capim-cheiroso
dez folhas de manacá
folhas de colônia
dez folhas de saião

Preparo

Lave muito bem todas as folhas. Corte-as em pedaço, coloque-as na água e deixe em infusão, por duas horas. Coe e, se for necessário, acrescente um pouquinho de água morna. Procure tomar esse banho antes de ir dormir. Jogue o banho do pescoço para baixo, calmamente. Aguarde um pouco e seque-se suavemente. Procure fazê-lo em três dias seguidos. Por isso, compre os ingredientes para os três dias.

BANHO 198
Para tranquilizar, harmonizar, ficar integrada com o meio ambiente

Ingredientes
dois litros de água
um maço de poejo
folhas de erva-pombinha
dez folhas de saião
folhas de pata-de-vaca brancas
um molho de sálvia

Preparo
Lave muito bem as folhas e macere-as. Deixe em infusão na água por uma hora. Coe e acrescente um pouco de água morninha, para tomar um banho bem relaxante. Lave-se e jogue este banho, aos poucos, desde o pescoço até os pés. Aguarde um pouquinho e enxugue-se levemente. Ponha uma roupa confortável e procure fazer alguma coisa que lhe dê prazer e lhe acalme.

BANHO 199
Para dar maior disposição, energia, e fazer "conquistas"

Ingredientes
dois litros de água
folhas de eucalipto

folhas de algodoeiro
folhas de mãe-boa
um pouco de saco-saco

Preparo
Lave bem as folhas e dê uma esfregadinha nelas, para soltar um pouco de sumo. Acrescente a água e deixe em infusão por duas horas. Coe. Quando for tomar o banho, se quiser, coloque um pouco de água morna. Tome seu banho diário e jogue esse, do pescoço para baixo, suavemente. Aguarde alguns minutos, seque-se suavemente. Se achar necessário repita-o durante três dias seguidos; nesse caso, compre os elementos para os três banhos e faça cada dia um novo.

BANHO 200
Para trazer calmaria à pessoa idosa adoentada

Ingredientes
três litros de água
um ramo de alfavaca
folhas de assa-peixe
folhas de colônia
folhas de bauniha, uma fava ou dez gotas de essência de baunilha

Preparo
Lave muito bem todas as folhas. Esfregue-as bem, coloque numa panela com a água e leve ao fogo para ferver por dois minutos. Deixe amornar e coe. Tome o banho diário e jogue esse do pescoço para baixo, com calma. Aguarde alguns minutos e a seguir seque-se suavemente.

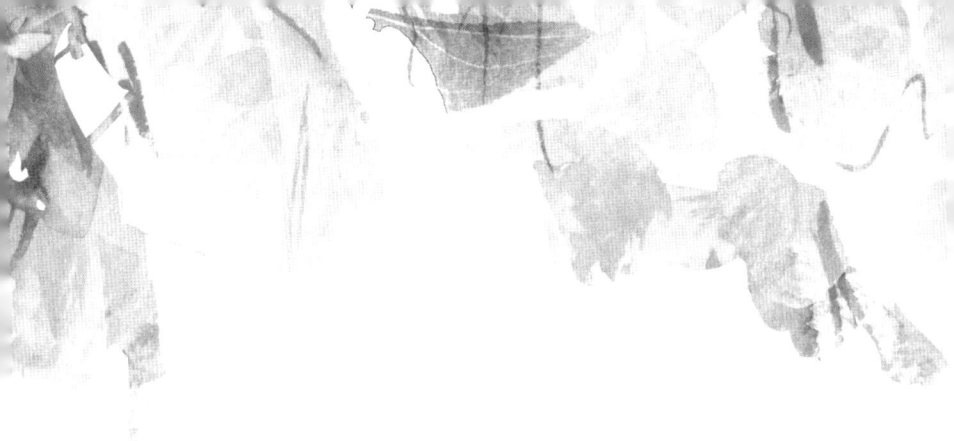

Banhos de águas poderosas diversas

(Água mineral, do mar, do rio, da cachoeira, de fonte, de poço, de coco)

As águas especiais para serem usadas em banhos precisam ser limpas, puras, sem detritos. As águas de rios, de cachoeiras, de fontes, precisam ser colhidas em locais longe dos centros urbanos, dentro de matas onde não haja o despejo de esgotos. Precisamos ter todo esse cuidado para evitar doenças.

É importante que sejam coletadas em Lua Cheia, Nova ou Crescente, e a água do mar precisa também ser apanhada na maré alta, para que as simpatias e os encantamentos produzam os efeitos desejados. Além disso, quando for apanhar a água no mar, espere para colhê-la após a sétima onda.

BANHO 201
*De água do mar para limpar
a sua casa de influências negativas*

Ingredientes
três litros de água do mar (colhida conforme ensinado acima)
sete gotas de amônia

Preparo

Coloque a água num balde e acrescente a amônia. Varra bem a sua casa, abra as janelas e a seguir passe um pano limpo com esse banho na casa toda (ou no seu comércio) – se necessário, use uma luva para a amônia não irritar suas mãos. Após uma hora, jogue em cada canto da casa três gotinhas de essência de patchuli. Repita durante três dias seguidos, duas vezes por mês, ou quando sentir que sua casa está "carregada".

BANHO 202
Para descarregar energias negativas, perturbadoras e trazer relaxamento

Ingredientes

três litros de água do mar
três litros de água de rio
pétalas de três rosas brancas (ou essência de rosas)

Preparo

Misture a água do mar e a água do rio, fazendo assim um equilíbrio perfeito das águas. Despetale as rosas e macere-as na água (ou misture a essência). Tome seu banho diário e jogue esse banho da cabeça aos pés, vagarosamente, para descarregar todas as influências negativas do seu corpo. Não se enxugue imediatamente. Algumas horas depois, tome um novo banho com sabonete neutro e vista roupas claras. Coloque o resto do banho num gramado, em local sombreado, ou ao pé de uma árvore. Você pode repetir esse banho durante três dias intercalados. Boa sorte!

BANHO 203
Para cortar olho-grande, inveja, demandas, feitiços

Ingredientes

água do mar
água de cachoeira ou fonte bem limpas
duas garrafas claras
dois ímãs pequenos

Preparo

Encha uma garrafa clara com a água do mar e coloque dentro um ímã. Não tampe. Ponha atrás da porta da entrada e vá sempre completando. Para fazer um maior equilíbrio de forças, ponha uma outra garrafa com a água de cachoeira ou fonte e coloque também um ímã dentro da garrafa. De três em três meses esvazie, lave bem a garrafa e troque por nova água.

(*Esse banho não é para o corpo, mas para a sua casa ou o seu comércio.*)

BANHO 204
Para dar tranquilidade, calmaria

Ingredientes

três litros de água de cachoeira, fonte ou poço
folhas de alfazema

Preparo

Lave as folhas e macere bem na água escolhida. Deixe descansar por mais ou menos uma hora. Coe e, após seu banho diário, jogue esse desde a cabeça, sem precisar secar-se imediatamente. Os bagaços das folhas coloque num matinho limpo.

BANHO 205
Para atrair sorte e sucesso na vida profissional

Ingredientes

três litros de água comum
dois litros de água de cachoeira
duas colheres de sopa de erva-mate
uma colher de chá de noz-moscada ralada

Preparo

Ferva a água comum com o mate e a noz-moscada durante cinco minutos. Desligue o fogo e deixe em infusão em um balde ou bacia. Ao esfriar, coe. Acrescente a água de cachoeira e, após o seu banho diário jogue esse banho desde a cabeça, vagarosamente, mentalizando sucesso, sorte e alegria na sua vida profissional. Deixe o banho secar por alguns minutos e seque o corpo superficialmente. Faça por três dias e repita, se quiser, uma vez a cada quinze dias. Coloque o resto do banho num gramado, em local sombreado, ou ao pé de uma árvore. Sucesso!

BANHO 206
Para revitalizar, dar vigor

Ingredientes
três litros de água comum
dois litros de água de cachoeira ou de rio limpo
duas colheres de sopa de chá verde
uma colher de sopa de noz-moscada ralada
três gotas de essência de baunilha

Preparo
Coloque para ferver a água comum junto com o chá verde e a noz-moscada durante cinco minutos. Desligue o fogo e deixe o banho esfriar. Coloque num balde e acrescente a água de cachoeira e a baunilha. Tome seu banho normal e vá jogando esse banho com calma desde a cabeça. Não se enxugue imediatamente, deixe o banho agir. Esse banho pode ser tomado três vezes por semana, durante duas semanas, e depois a cada quinze dias, até você se sentir mais revigorado, com mais força e energia. Coloque as sobras do banho num gramado, em local sombreado, ou ao pé de uma árvore.

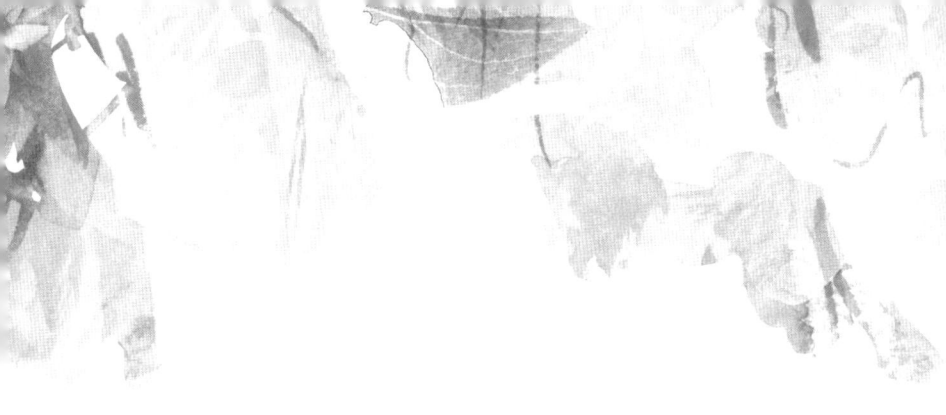

Banhos Poderosos de frutas

(Para trazer harmonia, alegria e felicidade)

Nada é mais refrescante que um bom banho de frutas! As frutas são elementos da natureza indicados para limpar o organismo humano. Mas também servem para limpar nosso corpo astral, pelas cores, pelo perfume, pelo doce que contêm.

Um dos mais poderosos banhos de frutas é o "Banho da Alegria". As pessoas que se encontram em estado depressivo, tristes, sem ânimo, fracas, podem fazer uso desse banho, porque ele não tem qualquer contraindicação, pelo contrário, só vai proporcionar alegria a essas pessoas.

Antes de preparar o banho, lave bem as frutas, para retirar todas as impurezas. Lave também as folhas, quando forem indicadas, e deixe-as de molho em dois litros de água limpa com uma colher de sopa de água sanitária, para livrar de fungos e bactérias.

Os banhos podem ser repetidos quando você sentir necessidade, achar que seu corpo está precisando de uma limpeza espiritual ou astral, de uma ajuda da natureza.

Em alguns banhos aconselhamos que, após uma hora, a pessoa tome um novo banho, porque o suco de certas frutas grudam na pele e deixam o corpo "melado" ou adocicado.

Estes banhos podem ser feitos por mulheres e homens independentemente da orientação sexual, pois o amor, o bem-estar, o encantamento, não escolhem gênero! O importante é o ser humano ser feliz!

BANHO 207
"Banho da Alegria" – para relaxamento, harmonização, felicidade

Ingredientes
três litros de água mineral sem gás ou água de uma cachoeira bem limpinha
duas maçãs picadas
duas peras picadas
algumas uvas coloridas cortadas ao meio
cinco morangos grandes cortados ao meio
pedaços de laranja pera ou lima descascada
duas bananas descascadas e picadas
um kiwi cortado em quatro pedaços
três colheres de sopa de açúcar cristal

Preparo
Misture tudo e deixe descansar por meia hora. A seguir, tome um banho rápido e passe esse banho, com as mãos, bem vagarosamente, da cabeça até os pés, mentalizando somente coisas boas: alegria, força, viagens, amores, saúde, vida! Deixe o banho agir por mais ou menos quinze minutos, massageie seu corpo com as frutas e, a seguir, tome seu banho diário normalmente. Recolha o resto das frutas num pedaço de pano branco e no dia seguinte pendure no galho de uma árvore, em uma praça ou em uma mata limpa.

Após o banho, vista roupas claras, ponha um bom perfume, procure sair para locais onde encontre diversão, movimento, alegria. E, com certeza, logo, logo, sentirá o efeito desse banho maravilhoso, que revigora, alivia o estresse e ainda lhe harmoniza. Boas vibrações e alegrias!

BANHO 208
Para adoçar sua vida amorosa ou abrir caminhos para novo amor

Ingredientes
três litros de água
um mamão pequeno sem casca
uma pera macia descascada
algumas uvas verdes
dez morangos
uma maçã vermelha descascada e picada
sete cravos-da-índia
um pedaço de canela em pau
duas colheres de sopa de açúcar cristal

Preparo
Amasse suavemente, com as mãos, o mamão; amasse e misture a pera descascada, junte as uvas, os morangos, a maçã, os cravos, a canela e o açúcar cristal. Leve para ferver a água, e a seguir coloque as frutas. Desligue o fogo, tampe a panela e deixe amornar. Coe e tome esse banho da cabeça aos pés, vagarosamente. Deixe o banho alguns minutos no seu corpo, com pensamento somente em coisas positivas. A seguir, tome seu banho normal, perfume-se e saia para grandes conquistas, ou para reconquistar! No dia seguinte coloque o resto do banho embaixo de uma árvore frondosa e sem espinhos, e cubra com um pouco de mel.

(É aconselhável que esse banho seja feito momentos antes de seu encontro amoroso.)

BANHO 209
Para acalmar, tranquilizar, ter um bom sono

Ingredientes
três litros de água
um punhado de cascas de maçã vermelha (pode ser casca desidratada)
uma colher de chá de noz-moscada ralada
pétalas de uma rosa branca

Preparo
Ferva a água e desligue o fogo. Coloque os outros ingredientes e deixe em infusão, com a panela tampada. Após esfriar, coe. Tome seu banho diário e jogue este banho vagarosamente da cabeça até os pés. Não se enxugue imediatamente, deixe o banho agir por alguns minutos. A seguir, vista uma roupa confortável e clarinha. Coloque o resto do banho num gramado, em local sombreado, ou ao pé de uma árvore. Bons sonhos e boa sorte!

BANHO 210
Para ajudar no seu bem-estar, melhorar seu astral

Ingredientes
três litros de água
uma maçã verde
uma pera
uma colher de sopa de camomila
um pedaço de canela em pau

Preparo
Pique a maçã e a pera em cubinhos. Ferva a água. Desligue o fogo e acrescente a maçã, a pera, a camomila e a canela. Tampe e deixe em infusão até esfriar. Coe. Após tomar seu banho normal, jogue o banho de frutas desde a cabeça, espalhando pelo corpo, com calma, e use o seu pensamento para desejar somente coisas positivas. Deixe o banho secar no seu corpo durante alguns momentos. Coloque o resto do banho num gramado, em local sombreado, ou ao pé de uma árvore. Vista roupas confortáveis e vai sentir-se de bem com a vida! Repita esse banho por três dias seguidos.

BANHO 211
Para ajudar a melhorar a sua vida financeira, agir com paz e tirar o "estresse comercial"

Ingredientes
um cacho de uvas verdes
uma noz-moscada ralada

açúcar cristal
três litros de água

Preparo
Coloque os ingredientes num balde e desmanche tudo com as mãos, fazendo uma espécie de papa. Depois, acrescente a água fervendo, deixe esfriar e coe. Tome seu banho normal e jogue esse da cabeça aos pés, vagarosamente, sentindo seu frescor e docura. Aguarde meia hora e tome um novo banho para retirá-lo. Coloque as sobras do banho num gramado, em local sombreado, ou ao pé de uma árvore. Faça durante três dias e vai sentir-se mais tranquilo(a) e, aos poucos, vai ver que os problemas, de uma forma ou de outra, têm solução!

(Esse banho é ótimo para as pessoas que vivem intensamente os problemas monetários de sua casa ou de seu comércio.
As frutas adoçam, acalmam e ajudam a abrandar o estresse!)

BANHO 212
Para pessoas com dificuldade para dormir, para trazer alívio e harmonizar

Ingredientes
três litros de água
um copo de suco de maracujá (de preferência feito da fruta)
uma colher de sopa de noz-moscada ralada
uma colher de sopa de erva-doce
duas colheres de sopa de camomila

Preparo
Coloque numa panela a água, a noz-moscada, a camomila e a erva-doce. Deixe ferver. Quando estiver morna, acrescente o suco de maracujá (se tiver dificuldade para achar a fruta, use vinte gotas da essência de maracujá). Deixe esfriar e coe. Após tomar seu banho, passe esse no seu corpo, desde a cabeça até os pés, com pensamentos positivos e agradáveis. Depois de uma hora tome novamente um banho de limpeza. Vista roupas limpas e confortáveis. As sobras do banho coloque num gramado, em local sombreado, ou ao pé de uma árvore. Repita durante três dias.

BANHO 213
Para ativar, dar mais vigor

Ingredientes
três litros de água
uma colher de chá de essência de baunilha
meio copo de suco de uva

Preparo
Ponha a água para ferver e acrescente a baunilha e o suco de uva. Desligue o fogo e tampe. Deixe esfriar. Tome seu banho comum e, aos poucos, jogue esse banho da cabeça aos pés. Deixe o banho agir antes de se enxugar. Se desejar, uma hora depois tome novo banho, lave os cabelos e vista-se com roupas alegres, coloridas, para dar uma energizada em seu corpo, pois as cores agem positivamente em nosso organismo. Se você achar que precisa, tome esse banho durante três dias seguidos.

(*Esse banho é excelente para ativar,*
para movimentar pessoas que se sentem cansadas, desanimadas.)

BANHO 214
Para atrair forças positivas e trazer bem-estar

Ingredientes
dois litros de água
três gotas de essência de sândalo
um copo de suco de melancia

Preparo
Misture a água, a essência e o suco. Deixe descansar por meia hora. Após seu banho comum, jogue esse banho, com calma, desde a cabeça até os pés. Não se enxugue durante alguns minutos. Após uma hora, pode tomar um novo banho e lavar os cabelos. Pode repetir esse banho durante três dias. Boas energias!

BANHO 215
Para atrair, para encantar

Ingredientes
três litros de água
pétalas de três rosas vermelhas
uma colher de sopa de erva-doce
três colheres de sopa de xarope de groselha

Preparo
Ponha a água para ferver. A seguir acrescente as pétalas e a erva-doce, e deixe por cinco minutos. Desligue, deixe ficar morno, quase frio, e acrescente o xarope de groselha. Coe. Tome seu banho comum e jogue esse da cabeça aos pés, vagarosamente. Não seque imediatamente. Se achar necessário, duas horas depois tome novo banho de limpeza. No dia seguinte, coloque o resto do banho num gramado, em local sombreado, ou ao pé de uma árvore. Vista-se para arrasar e saia para a noite. Espere por grande conquistas!

(Esse banho é indicado principalmente para as pessoas que trabalham na noite.)

BANHO 216
Para atrair coisas boas, para o crescimento pessoal

Ingredientes
duas peras maduras
pétalas de duas rosas amarelas
cinco gotas de essência de lótus
dois litros de água

Preparo
Lave bem as peras e rale-as. Coloque numa bacia ou balde com a água e acrescente as pétalas maceradas e a essência. Deixe descansar por uns quinze minutos e coe. Após tomar seu banho, jogue esse desde a cabeça, sempre mentalizando somente coisas positivas. Não seque o corpo durante alguns minutos. Vista roupas claras. Após uma hora, se desejar, tome um novo banho limpo.

(O ideal é que esse banho seja feito nas primeiras horas da manhã, antes de a pessoa ir trabalhar, para já sair de casa com um bom astral.)

BANHO 217
Para você encantar as pessoas onde chegar

Ingredientes
dois litros de água
folhas e flores de angélica
suco de sete morangos (ou cinco gotas de essência de morango)

Preparo
Leve a água, numa panela, para ferver. Acrescente as folhas, as flores e o suco (se usar a essência, coloque-a depois que o banho estiver frio). Desligue e deixe em infusão até esfriar. Coe. Tome seu banho comum e jogue esse desde a cabeça, com calma e pensamentos positivos. Não se enxugue imediatamente, deixe o banho no corpo por alguns minutos. Se achar necessário, após uma hora tome um banho de limpeza. Vista-se e, se for sair, use o seu charme e a força que o banho vai lhe proporcionar. Encante!

BANHO 218
Para ajudar nas conquistas, brilhar nas festividades

Ingredientes
três litros de água
um copo de cereja em calda
pétalas de três rosas vermelhas
três gotas de essência de lótus

Preparo
Ponha a água para ferver. Faça um suco com a cereja e a calda e coloque na água, junto com as pétalas. Deixe por dois minutos e desligue o fogo. Use de preferência quando estiver de morno para frio e acrescente a essência só nesse momento. Tome seu banho comum e jogue esse desde a cabeça. Deixe o banho agir por alguns minutos antes de secar-se. Após duas horas, se desejar, tome um banho de limpeza. Faça esse banho durante três dias seguidos. Coloque as sobras do banho num gramado, em local sombreado, ou ao pé de uma árvore.

BANHO 219
Para grandes conquistas

Ingredientes
dois litros de água
um copo de acerola madura
duas colheres de sopa de xarope de groselha
cinco gotas de essência de rosa
cinco gotas de essência de patchuli

Preparo
Faça um suco com a água, a acerola e o xarope de groselha. Coloque num balde e acrescente as essências. Deixe em infusão, descansando por meia hora. A seguir, coe e, após tomar seu banho diário, jogue esse banho do pescoço para baixo, calmamente. Deixe o banho agir no seu corpo, durante alguns minutos, antes de secar-se. Após duas horas, se desejar, tome um novo banho completo. Vista-se e saia para conquistar, para atrair, para arranjar um amor!

BANHO 220
Para dar fortalecimento, ativar seu dia a dia, trazer energia

Ingredientes
três litros de água de cachoeira,
ou água mineral de boa qualidade, sem gás
meio copo de polpa de açaí
uma colher de sopa de guaraná em pó
pétalas de duas rosas brancas

Preparo
Misture os ingredientes e deixe em repouso por uma hora. Após o seu banho diário, jogue esse banho vagarosamente do pescoço para baixo. Não seque. Depois de algumas horas, tome um banho de água limpa com um sabonete neutro. Repita durante três dias.

BANHO 221
Para energizar, fortalecer seu corpo

Ingredientes
dois litros de água
uma romã grande descascada
uma noz-moscada ralada
uma colher de sopa de canela em pó
uma colher de sopa de cravo-da-índia

Preparo
Afervente a romã na água, junto com os demais ingredientes. Deixe esfriar, coe e, após tomar o seu banho matinal, jogue esse banho, bem calmamente, desde a cabeça, mentalizando coisas positivas e revigorantes. Deixe o corpo secar naturalmente e, depois, vista roupa agradável e alegre. Coloque as sobras do banho num gramado, em local sombreado, ou ao pé de uma árvore.

(*Este banho é ideal para aquela pessoa que se sente enfraquecida, desanimada.*)

BANHO 222
Banho de frutas do Povo Cigano para arranjar um amor

Ingredientes
sete cerejas em calda
sete pêssegos em calda
sete morangos
três maçãs vermelhas raladas com casca
uma colher de sopa de mel
cinco gotas de essência de baunilha
meio litro de leite de vaca ou de cabra
sete cravos-da-índia
três pedaços pequenos de canela em pau

Preparo

Amasse as cerejas, os pêssegos e os morangos com a mão. Acrescente as maçãs, o mel, a baunilha, os cravos e a canela. Deixe descansar por uma hora e a seguir acrescente o leite. Tome um banho comum e, a seguir, passe esse banho no corpo, mentalizando somente coisas boas. Peça sorte, energia, que aumente o seu poder atrativo, que seja notado(a) onde passar e tudo mais que desejar. Deixe no corpo de vinte a trinta minutos. A seguir, tome seu banho diário, vista uma roupa bem confortável e saia para viver a vida! Recolha as sobras do banho e deixe em um jardim, de preferência perto de plantas bem vistosas. Sorte!

BANHO 223
Para trazer encantamento e doçura, afastando as tristezas e as amarguras

Ingredientes
três litros de água
um mamão papaia
uma banana-prata
uvas verdes
uma maçã verde ralada
uma maçã vermelha ralada
um pêssego amassado
três colheres de sopa de açúcar
dez gotas de um perfume de boa qualidade

Preparo

Amasse com as mãos as frutas e coloque na água, juntamente com o açúcar e o perfume. Tome seu banho comum e depois passe esse banho da cabeça aos pés, esfregando suavemente as frutas no corpo, pedindo alegria, felicidade, amor, saúde, encantamento. Deixe o banho secar em seu corpo e, logo depois, tome um novo banho com um sabonete bem cheiroso e suave. Enxugue-se, perfume-se e procure fazer algo que lhe dê prazer, experimentando a nova pessoa que você vai se tornar! Jogue o bagaço do banho num local bonito, num jardim, numa grama limpinha. Felicidades!

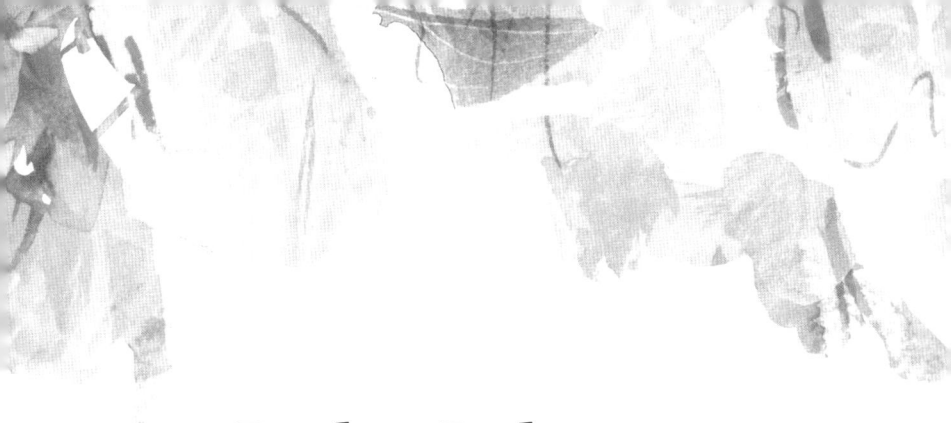

Banhos Poderosos para pessoas que trabalham na noite

Estes banhos são ideais para as pessoas que trabalham nas madrugadas, em variadas funções, desde os proprietários dos estabelecimentos, até os garçons, gerentes, *maîtres*, as pessoas que fazem a limpeza dos ambientes, as dançarinas, os dançarinos.

Essas pessoas lidam com todo tipo de gente, desde seres humanos generosos, amigos que têm boa índole, até aqueles que agem por impulso ou possuem má índole. Tem também as pessoas que são más por natureza ou que preferem descontar no seu próximo as suas dificuldades. E, ainda, homens e mulheres com comportamento negativo que, por esse motivo, costumam atrair para os locais onde estão, e também para si, brigas, discussões, desavenças perigosas.

Essas pessoas geralmente estão acompanhadas por espíritos do mal, e não sabem.

A noite é povoada por variados tipos de espíritos, e poucos sabem reconhecer, fugir e se cuidar de suas presenças e perseguições.

Em outros casos, muitos trabalhadores precisam tomar banhos que ajudem a quebrar as forças de seus inimigos, cortar os bloqueios espirituais que lhes atrapalham o dia a dia, cortar o olho-grande e a inveja de seus(suas) rivais, limpar o seu ambiente de trabalho, clarear sua vida e seus caminhos.

De vez em quando, recomenda-se, após varrer bem o local de trabalho, passar no chão um pano com água e sal grosso, ou com produtos que contenham eucalipto, água sanitária ou amoníaco, para limpar e cortar más influências, guerras, brigas, dificuldades financeiras. No dia seguinte, misture bem água, cravo, canela, essência de baunilha e essência de maçã verde e passe um novo pano no mesmo local.

A noite é uma alegria, tem muita vida, muito amor, muita sensualidade, por isso, é também um reduto onde as pessoas precisam saber se cuidar espiritualmente e estar sempre alertas.

BANHO 224
Para homens ou mulheres encantarem seus clientes

Ingredientes
dois litros de água
uma colher de café de canela em pó
um pedaço pequeno de canela em pau
uma colher de café de erva-doce
pétalas de três rosas cor-de-rosa

Preparo
Ferva a água e retire do fogo. Coloque os outros ingredientes e tampe. Deixe amornar e coe. Tome seu banho comum e passe esse pelo corpo calmamente, molhando bem seu rosto, para que a magia do banho comece pelo rosto. Deixe o banho secar no corpo. Procure sentir a essência e a magia do banho e saia para encantar. Repita três vezes na primeira semana e depois, se desejar, duas vezes por mês. As sobras do banho coloque num jardim limpinho ou embaixo de uma árvore.

BANHO 225
Para atrair pessoas positivas para o seu convívio

Ingredientes
dois litros de água
flores de hortênsia
flores de amor-perfeito
pétalas de três rosas vermelhas
pétalas de rosa-chá
uma colher de chá de cravo-da-índia

Preparo
Ferva a água, retire do fogo e coloque os ingredientes. Tampe e após amornar (ou esfriar, como desejar), coe. Após tomar seu banho diário, jogue esse banho com calma no seu corpo, passando um pouco pelo rosto, para produzir uma atração desde o olhar, o sorriso. Não se seque, deixe a magia e o encantamento dos ingredientes agirem no seu corpo, no seu astral. Passe seu perfume preferido, vista-se e saia confiante e com pensamentos bem positivos. Muita sorte! Se desejar, faça uma vez por semana ou duas vezes por mês. O resto do banho coloque num jardim limpinho ou embaixo de uma árvore.

BANHO 226
Para cortar rivalidades e olho-grande no ambiente de trabalho, e ter sucesso

Ingredientes
três litros de água
uma fava de baunilha ou cinco gotas de essência de baunilha
pétalas de três rosas brancas
uma flor de copo-de-leite (também chamada de "jarro")
galhos de alecrim
um punhado de jasmim (pode ser desidratado)

Preparo
Ponha a água no fogo para ferver e desligue. Acrescente os outros ingredientes, deixando a essência para ser colocada na hora do banho. Deixe esfriar (ou amornar, como preferir) e coe. Faça sua higiene diária e passe esse banho com tranquilidade pelo corpo, desde a cabeça. Deixe o banho no corpo por alguns minutos e seque-se suavemente. Faça durante três dias seguidos, sempre com novos ingredientes; não aproveite parte do banho anterior. Vista-se e use muito bem sua autoestima, e evite contato com pessoas que não desejam o seu bem-estar. Sorte! O resto do banho coloque num jardim limpinho ou embaixo de uma árvore.

BANHO 227
Para cortar os fuxicos, as discórdias, as demandas

Ingredientes
cinco litros de água
folhas de bilreiro
folhas de cana-do-brejo
folhas de vence-demanda
cinco gotas de extrato de baunilha

Preparo
Macere as folhas na água e acrescente a baunilha. Tome seu banho e passe esse desde a cabeça, com pensamentos e pedidos positivos. Faça durante cinco dias seguidos. Compre folhas em quantidade suficiente para fazer um novo banho a cada dia. Coloque o resto do banho em um gramado, em local sombreado, ou ao pé de uma árvore.

BANHO 228
Para ajudar a abrandar os aborrecimentos, as desavenças, as brigas

Ingredientes
quatro litros de água
folhas de bilreiro
folhas de aroeira

folhas de guiné
folhas de bradamundo
três gotas de essência de eucalipto

Preparo
Macere na água todas as folhas e acrescente a essência. Coloque num local fresco e deixe descansar por umas duas horas. Após tomar seu banho comum, jogue esse da cabeça aos pés, calmamente. Não se enxugue totalmente, deixe o banho agir no seu corpo. Faça durante três a cinco dias no mês. O resto do banho coloque num jardim limpinho ou embaixo de uma árvore.

BANHO 229
Banho para fazer aflorar sua sensualidade e tornar você mais ousado, mais atrativo

Ingredientes
três litros de água
folhas e flores de jasmim
cinco flores brinco-de-princesa
pétalas de sete rosas amarelas
flores de laranjeira

Preparo
Coloque a água num recipiente e leve ao fogo com todos os ingredientes. Deixe ferver por cinco minutos, desligue e deixe tampado. Ao esfriar, coe e banhe-se, lentamente, do pescoço para baixo, após tomar seu banho diário. Não se enxugue. Se desejar, faça duas vezes por semana, durante um mês. O resto do banho coloque num jardim limpinho ou embaixo de uma árvore.

BANHO 230
Para seduzir, deixar homens ou mulheres encantados por você

Ingredientes
três litros de água
folhas e flores de jasmim
hortênsias
pétalas de três rosas vermelhas
sete gotas de essência de opium

Preparo
Coloque a água em um recipiente e macere bem todos os ingredientes nela. Deixe repousar durante um período, acrescente a essência e coe. Tome seu banho e passe com as mãos esse banho, tranquilamente, desde a cabeça, banhando bem o rosto, o colo, os braços, sentindo a magia e o encantamento das ervas. Se desejar, faça uma vez por semana ou em ocasiões que considerar especiais. O resto do banho coloque num jardim limpinho ou embaixo de uma árvore.

(Procure fazer esse banho na Lua Cheia ou Crescente.)

BANHO 231
Para cortar desânimo, reativar e reanimar seu lado sensual

Ingredientes
dois litros de água de cachoeira
dois galhos de hortelã-pimenta
um punhado de jasmim
pétalas de duas rosas amarelas
três gotas de essência de opium

Preparo
Macere as ervas e flores na água e deixe descansando em local limpo e arejado. Acrescente a essência e, após seu banho diário, passe esse banho

no seu corpo, vagarosamente, desde o pescoço. Não esqueça de passar um pouco no rosto, levemente, para a magia surgir no olhar, no sorriso. Aguarde alguns minutos e seque-se suavemente. Repita por três dias, sempre com novos elementos, sem reaproveitar as sobras do banho. Vista-se, levante a cabeça e conquiste! O resto do banho coloque num jardim limpinho ou embaixo de uma árvore.

BANHO 232
Para conectar você com os prazeres da vida, cortar tristezas, melancolia

Ingredientes
dois litros de água
uma flor de antúrio rosa, uma branca e uma vermelha
uma colher de sopa de anis-estrelado
centella asiática

Preparo
Ferva a água junto com os outros ingredientes durante cinco minutos. Desligue o fogo, deixe tampado e, ao esfriar, coe. Após tomar seu banho normal, jogue calmamente esse banho desde o pescoço. Deixe secar durante alguns minutos e, se precisar, passe a toalha levemente no corpo. Vista-se com roupas que deixem você bonito(a), alegre e feliz, e saia para curtir momentos que, embora pareçam simples, são especiais e prazerosos. Faça um banho desses uma vez por semana e vai sentir a diferença em sua vida, com certeza! O resto do banho coloque num jardim limpinho ou embaixo de uma árvore.

(*Faça esse banho de preferência na Lua Nova ou Crescente.*)

BANHO 233
Para trazer estímulo e movimento para sua vida amorosa

Ingredientes
três litros de água
uma colher de chá de canela em pó

uma colher de chá de cravo-da-índia
sete folhas de louro
uma colher sopa de erva-mate
uma colher de sobremesa de chá vermelho (rooibos)

Preparo
Ponha a água para ferver juntamente com todos os ingredientes, durante cinco minutos. Retire do fogo, tampe e deixe esfriar. Coe e passe lentamente no corpo, do pescoço para baixo, após tomar seu banho diário. Deixe agir um pouco no seu corpo e seque-se suavemente. Faça uma vez por semana, durante um mês. O resto do banho coloque num jardim limpinho ou embaixo de uma árvore.

BANHO 234
Para encantar, seduzir, transmitir simpatia e beleza

Ingredientes
três litros de água mineral ou água de cachoeira
uma flor de vitória-régia
folhas de alfazema miúda
uma colher de sopa de guaraná em pó
uma colher de sopa de noz-moscada ralada
um pouco do seu perfume favorito

Preparo
Coloque a água num vasilhame e macere bem nela a flor e as folhas. Misture bem e acrescente o perfume. Deixe descansar uma noite, se possível no sereno. Coe. Tome seu banho comum e passe esse banho calmamente pelo corpo, a partir do pescoço. Fique com o banho alguns minutos no corpo, antes de se enxugar delicadamente. Repita esse banho três a quatro vezes por mês, sempre em Lua positiva. Sorte! O resto do banho coloque num jardim limpinho ou embaixo de uma árvore.

(Faça esse banho na Lua Nova ou Crescente,
de preferência na hora de sair para encontros amorosos.)

BANHO 235
Para "reluzir" aos entrar nos ambientes

Ingredientes
dois litros de água mineral
flores de jasmim
flor de angélica
folhas de manjerona
açúcar mascavo ou melado

Preparo
Coloque todos os ingredientes num balde ou bacia e macere bem. Misture e deixe descansar duas horas. Coe. Tome seu banho comum e espalhe esse pelo seu corpo, desde o pescoço, com calma. Passe um pouco suavemente no rosto, para levar a magia até os olhos, os lábios. Deixe o banho secar no corpo. Passe um perfume, vista-se e saia para brilhar e conquistar. Repita o banho sempre que tiver algo especial para fazer ou para participar. O resto do banho coloque num jardim limpinho ou embaixo de uma árvore.

BANHO 236
Para obter sucesso financeiro no seu trabalho

Ingredientes
três litros de água filtrada
folhas de alfazema miúda
flores de angélica
folhas de funcho
seis flores de brinco-de-princesa
cinco gotas de essência de opium

Preparo
Ponha a água num recipiente largo e acrescente a erva e as flores. Macere bem, retirando o máximo de sumo das folhas. Deixe num lugar resguardado ou, se puder, no sereno, num dia de Lua Cheia ou Crescente. Coe e acrescente a essência. Tome seu banho normal e passe esse no corpo, desde

o pescoço, não esquecendo de passar um pouco no rosto, pois o rosto é a "moldura" do corpo e o primeiro a ser olhado. Pense positivo e transmita para o seu corpo a alegria e a satisfação que esse banho poderoso lhe proporciona no momento do uso. Se desejar, faça uma vez por semana. Sucesso! O resto do banho coloque num jardim limpinho ou embaixo de uma árvore.

BANHO 237
Para que a noitada do seu comércio tenha maior movimentação

Ingredientes
três litros de água filtrada
cabelos de três espigas de milho
uma colher de sopa de anis-estrelado
uma colher de chá de noz-moscada ralada
uma colher de café de cominho
cinco gotas de essência de lótus

Preparo
Ponha numa panela a água e todos os ingredientes. Deixe ferver por sete minutos. Desligue, tampe e, após esfriar, coe. Após varrer o ambiente, passe um pano com esse banho em todos os cômodos, pedindo pela prosperidade, pelo maior movimento de clientes, paz, harmonia e muita, muita alegria no seu comércio. Se desejar, faça uma ou duas vezes por mês, para positivar. O resto do banho coloque num jardim limpinho ou embaixo de uma árvore.

BANHO 238
Para ter satisfação e sucesso com seus "clientes"

Ingredientes
três litros de água de cachoeira
um vidro de água de flor de laranjeira
cabelos de duas espigas de milho

um pedaço de canela em pau
uma colher de chá de erva-doce
uma colher de chá de camomila
uma colher de café de açafrão

Preparo
Ponha a água em uma panela com as ervas. Deixe ferver por cinco a dez minutos. Desligue, tampe e, depois de esfriar, coe e junte a água de flor de laranjeira. Esse banho é para ser tomado, suavemente, às sextas-feiras e aos sábados, após o seu banho diário, do pescoço para baixo. Vista-se e saia para viver e satisfazer. O resto do banho coloque num jardim limpinho ou embaixo de uma árvore.

BANHO 239
Para prender o seu amor em casa, para que não tenha vontade de deixá-lo(a)

Ingredientes
um litro de água
um pedaço de fumo de rolo bem desfiado
uma xícara média de chá de erva-doce
sete gotas do seu perfume preferido

Preparo
Deixe em infusão o fumo de rolo na água. Depois de duas horas, acrescente o chá de erva-doce e o perfume. Coe. Tome seu banho comum e depois passe esse no corpo, vagarosamente, com pensamentos positivos e desejosos. Faça três dias seguidos. O resto do banho coloque num jardim limpinho ou embaixo de uma árvore.

BANHO 240
Para ter uma noite sensual inesquecível

Ingredientes
uma garrafa de espumante de boa qualidade
a mesma quantidade de água

um pedaço pequeno de fumo de rolo bem desfiado
cinco gotas de essência de patchuli ou de cravo

Preparo
Misture os ingredientes e deixe em infusão por uma hora. Após seu banho comum, passe esse banho calmamente no seu corpo, um pouco no rosto, pensando somente em coisas boas. Não se enxugue. Passe apenas a toalha suavemente. Coloque uma roupa vistosa, própria para grandes conquistas e vá viver! A vida é maravilhosa, sempre! Faça um dia na semana ou em dias especiais. Boa sorte e grandes amores! O resto do banho coloque num jardim limpinho ou embaixo de uma árvore.

BANHO 241
Para ajudar a superar dificuldades psicológicas ou afastar tristezas

Ingredientes
três litros de água
um pouco de alga marinha
pétalas de cinco rosas amarelas
cinco gotas de essência de almíscar

Preparo
Ferva a água e retire do fogo. Acrescente os outros ingredientes, deixando a essência para o final. Após esfriar, coe. Tome seu banho comum e depois vá jogando esse banho desde o pescoço até os pés bem vagarosamente, massageando o corpo, para que a magia e o encantamento do banho penetrem. Passe um pouco também no rosto, pois, além de mágico, esse banho é bom para a pele.

(*As pessoas que trabalham à noite precisam estar sempre harmoniosas consigo mesmas e tranquilas com as demais. Os banhos ajudam a superar e a minimizar os problemas.*)

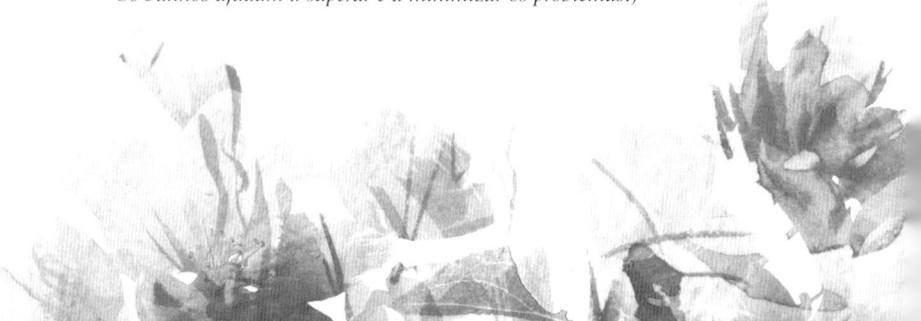

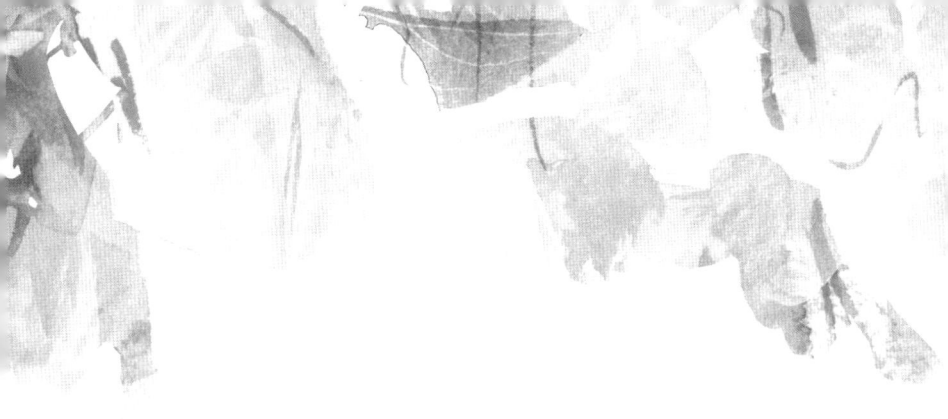

Banhos especiais com tulipas

Lindas flores, especiais e ornamentais, são muito delicadas, de várias cores, que transmitem amor, tranquilidade, prosperidade, sendo muito sofisticadas e elegantes. Muito utilizadas na Europa, são ainda pouco manuseadas no Brasil, mas seu uso está disseminando-se pelo país.

Vamos ensinar banhos práticos, simples, com grandes potenciais de ajuda.

BANHO 242
Para trazer paz, harmonia, tranquilidade

Ingredientes
três litros de água
uma ou duas tulipas brancas
pétalas de duas rosas brancas
uma colher de chá de noz-moscada ralada

Preparo
Ferva a água, desligue e acrescente os outros ingredientes. Tampe e deixe esfriar. Coe e, após seu banho matinal, jogue esse banho do pescoço para baixo, calmamente. Passe um pouquinho no rosto, com as mãos, ajudando na harmonização total. Aguarde alguns minutos e depois se enxugue suavemente. Vista-se com roupas claras e, se puder, procure um local cal-

mo para harmonizar-se com você mesmo. O resto do banho coloque num jardim limpinho ou embaixo de uma árvore.

BANHO 243
Para aliviar as mágoas, os rancores

Ingredientes
três litros de água
uma tulipa branca
uma flor de monsenhor branco
três gotas de essência de erva-doce

Preparo
Misture tudo e coloque para ferver por cinco minutos. Desligue, tampe e deixe esfriar. Coe e jogue, do pescoço para baixo, após tomar seu banho diário. Mentalize coisas boas, esquecendo as dores, as feridas magoadas, pedindo que as forças astrais lhe tragam harmonia e tranquilidade. Deixe o banho durante alguns minutos e, a seguir, seque-se suavemente. Ponha uma roupa confortável e durma um sono tranquilo, que ao acordar será um dia mais feliz. Sorte! O resto do banho coloque num jardim limpinho ou embaixo de uma árvore.

BANHO 244
Para trazer equilíbrio

Ingredientes
três litros de água
uma ou duas tulipas brancas
uma flor de copo-de-leite
uma colher de sopa de cravo-da-índia
uma colher de sopa de açúcar
uma colher de chá de noz-moscada ralada

Preparo
Coloque a água numa panela e deixe ferver. Desligue o fogo e coloque os outros ingredientes. Tampe e deixe esfriar, coando a seguir. Tome seu ba-

nho diário e jogue esse banho do pescoço para baixo, vagarosamente. Deixe agir por uns minutos e seque-se, a seguir, suavemente. Se puder, vista-se com roupas confortáveis e não saia. Procure fazer coisas agradáveis, como escutar uma música suave, ler um bom livro ou conversar calmamente com amigos. Esse banho é o "seu momento". O resto do banho coloque num jardim limpinho ou embaixo de uma árvore.

BANHO 245
Para chamar prosperidade, trazer satisfação, amizade e alegria

Ingredientes
três litros de água
duas tulipas amarelas
pétalas de uma rosa amarela
uma colher de sopa de camomila
uma colher de sopa de erva-doce
uma colher de sopa de alecrim seco ou sete galhos de alecrim verde

Preparo
Ponha a água em uma panela juntamente com todos os ingredientes. Deixe ferver por cinco minutos com a panela tampada. Retire do fogo e ponha para esfriar. Coe e use após o seu banho diário, do pescoço para baixo, usando esse pensamento positivo para atrair somente coisas boas e importantes. Deixe o banho por alguns minutos no corpo, enxugue-se suavemente e vista-se. O resto do banho coloque num jardim limpinho ou embaixo de uma árvore.

BANHO 246
Para arranjar um grande amor

Ingredientes
três litros de água da cachoeira ou água mineral sem gás
uma tulipa amarela
margaridas amarelas

uma orquídea amarela
pétalas de cinco rosas amarelas

Preparo
Macere todas as flores delicadamente na água. Tampe e deixe descansar. Após tomar seu banho diário, jogue esse vagarosamente desde o pescoço, fazendo uma mentalização positiva sobre o amor. Aguarde por alguns momentos antes de secar-se suavemente. A seguir vista-se para uma grande conquista e saia, pedindo às forças da natureza que lhe acompanhem e lhe ajudem. Sorte! Jogue o resto do banho num gramado ou coloque embaixo de uma árvore.

BANHO 247
Para atrair atenções, resplandecer sua beleza

Ingredientes
três litros de água de cachoeira
duas tulipas amarelas
uma flor de girassol
uma colher de sopa de gergelim

Preparo
Ferva todos os ingredientes por cinco minutos. Retire do fogo e deixe esfriar, coando a seguir. Tome seu banho comum e jogue esse banho do pescoço para baixo, com tranquilidade, mentalizando coisas positivas e boas. Deixe o banho durante alguns minutos no corpo e seque-se suavemente. Vista-se e, se puder, saia para local movimentado, mostrando sua beleza e seu encantamento. Sorte. O resto do banho coloque num jardim limpinho ou embaixo de uma árvore.

BANHO 248
Para ativar sua autoestima,
fascinar, encantar as pessoas ao seu redor

Ingredientes
três litros de água da cachoeira ou água mineral sem gás
uma tulipa laranja

pétalas de duas rosas-chá
uma colher de sopa de erva-mate
uma colher de sopa de gergelim
uma colher de sopa de açúcar

Preparo

Coloque as flores e ervas numa panela com a água. Deixe ferver por cinco a dez minutos. Esfrie e coe. Na hora de usar, junte o açúcar. Após o banho comum, jogue esse banho do pescoço para baixo, vagarosamente, usando a força do seu pensamento positivo, e pedindo o que deseja. Deixe agir por alguns minutos e a seguir enxugue-se suavemente. Se quiser, vista-se e saia para divertir-se e encantar. O resto do banho coloque num jardim limpinho ou embaixo de uma árvore.

BANHO 249
Para clarear o ambiente de sua casa/comércio e da sua vida

Ingredientes

três litros de água
uma tulipa laranja
jasmim branco
um ramo de hortênsia
gotas do perfume de sua preferência ou de um bom perfume qualquer
flores de alfazema de jardim

Preparo

Coloque a água numa panela e ponha para ferver com as flores. Aguarde cinco minutos, tampe e desligue o fogo. Após esfriar, coe e acrescente o perfume. Tome seu banho diário e passe esse banho pelo seu corpo, desde o pescoço, pedindo às forças da natureza que clareiem sua vida e seus caminhos, peça força, saúde, tudo de bom. Deixe o banho secar no corpo por alguns minutos. Se quiser, acenda uma vela cor de laranja ou amarela, e vista roupas alegres e confortáveis. Jogue o resto do banho num gramado ou coloque embaixo de uma árvore.

BANHO 250
Para trazer felicidade, alegria, harmonia

Ingredientes
três litros de água da cachoeira ou água mineral sem gás
uma tulipa laranja
flores de jasmim branco
flores de hortênsia
três gotas do perfume de sua preferência
folhas de alfazema de jardim

Preparo
Macere bem todas as flores e folhas na água e acrescente o perfume. Deixe descansar por algumas horas e coe. Tome seu banho comum e, logo depois, jogue esse banho do pescoço para baixo. Não se seque imediatamente, deixe o banho por alguns minutos no corpo. A seguir, vista-se com roupas claras e saia para divertir-se, passear, viver! Felicidades. Jogue o resto do banho num gramado ou coloque embaixo de uma árvore.

BANHO 251
Para atrair a atenção, ou para tornar o seu amor mais ardente, mais tórrido

Ingredientes
três litros de água (se puder, use água de cachoeira)
uma tulipa vermelha
pétalas de uma rosa vermelha bem aberta
cascas de maçã seca
uma colher de chá de canela em pó
um pedaço de canela em pau

Preparo
Coloque todos os ingredientes numa panela e deixe ferver, tampada, por cinco minutos. Deixe esfriar. Coe. Após tomar seu banho diário, jogue esse banho desde o pescoço até os pés, calmamente, mentalizando a atração,

o amor, o sexo. Aguarde alguns minutos e, a seguir, seque-se suavemente. Vista-se bem e prepare-se para a conquista ou para a reconquista. Se quiser, repita três vezes na semana. Perfume-se e saia para a vitória! O resto do banho coloque num jardim limpinho ou embaixo de uma árvore.

BANHO 252
Para lhe dar coragem, energia

Ingredientes
três litros de água
uma tulipa vermelha
folhas de alfazema de jardim
folhas de manjericão
uma colher de chá de noz-moscada ralada
uma colher de sopa de gergelim ralado

Preparo
Ferva a água e junte todos os ingredientes. Desligue o fogo e deixe esfriar. Coe e, após tomar o seu banho comum, jogue esse banho do pescoço para baixo com calma. Aguarde alguns minutos e seque-se suavemente. O resto do banho coloque num jardim limpinho ou embaixo de uma árvore.

BANHO 253
Para afastar discórdia, violência, perseguição

Ingredientes
três litros de água
uma tulipa roxa
uma colher de sobremesa de noz-moscada ralada
cinco gotas de essência de baunilha de boa qualidade

Preparo
Cozinhe em uma panela a tulipa e a noz-moscada com a água, durante cinco minutos. Deixe esfriar, coe e acrescente a essência. Tome seu banho normal e passe esse banho logo após, calmamente, pensando em afastar

todas as coisas negativas de sua vida. Aguarde uns minutinhos e após enxugue-se levemente. Vista roupas claras e procure fazer coisas que lhe sejam agradáveis e confortáveis. Afaste-se de locais negativos e discordantes. Boa sorte e curta seus momentos felizes. O resto do banho coloque num jardim limpinho ou embaixo de uma árvore.

BANHO 254
Para tirar pessoa invejosa da sua vida, inimigos

Ingredientes
três litros de água
uma tulipa roxa
folhas de eucalipto
pétalas de rosa branca
galhos de alecrim
galhos de manjericão

Preparo
Coloque todos os ingredientes numa panela. Deixe ferver por cinco minutos e desligue o fogo. Após esfriar, coe. Tome seu banho normal e logo depois jogue esse dos ombros para baixo, deixando no corpo por alguns minutos. Seque-se suavemente. Faça uma vez por semana, durante um mês, ou enquanto não estiver se sentindo bem espiritualmente. Jogue o resto do banho num gramado ou coloque embaixo de uma árvore.

BANHO 255
Para cortar inveja e feitiço, trazer defesa

Ingredientes
três litros de água da cachoeira ou água mineral sem gás
uma tulipa roxa
sete galhos de arruda
folhas de guiné

Preparo

Ferva todos os ingredientes por cinco minutos. Desligue o fogo e deixe descansar até esfriar. Coe e, após seu banho normal, jogue esse banho do pescoço para baixo com calma. Deixe por alguns minutos no corpo e seque-se suavemente. Se quiser, acenda uma vela pedindo ajuda às forças da natureza. Vista uma roupa confortável e procure ficar em casa, descansando, lendo ou fazendo alguma coisa bem suave. Sorte. Jogue o resto do banho num gramado ou coloque embaixo de uma árvore.

BANHO 256
Para a solução de mistérios,
de problemas mal resolvidos, cortar agressões

Ingredientes
três litros de água mineral sem gás
uma tulipa negra
vinte cravos-da-índia
sete anis-estrelados
uma pequena porção de cabelo de milho

Preparo

Ponha a água para ferver. Acrescente os outros ingredientes e desligue o fogo. Tampe e deixe esfriar. Coe e, após tomar seu banho diário, jogue esse banho do pescoço para baixo, pedindo claridade e solução para os seus problemas, que as negatividades saiam etc. Deixe o banho agir por alguns momentos e seque-se suavemente. Vista roupas claras e procure sair para a luz do Sol, pedindo que os mistérios tenham solução, que a sua vida encontre um equilíbrio permanente etc. Tenha certeza de que você será atendido(a). Sorte. Jogue o resto do banho num gramado ou coloque embaixo de uma árvore.

Consultas e informações (sugestões, críticas e opiniões):
Odé Kileuy (21) 2796-2046
email: verabarros@openlink.com.br

Este livro foi impresso em janeiro de 2021 na Gráfica Edelbra, em Erechim.
O papel de miolo é o offset 75g/m², e o de capa é o cartão 250g/m².
As famílias tipográficas utilizada são a ITC Stone Serif e a Utopia.